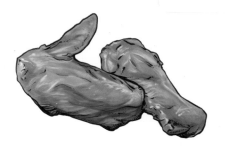

新奥尔良烤鸡翅

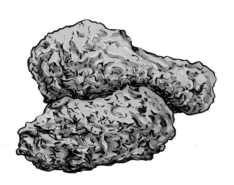

香辣鸡翅

新奥尔良烤鸡翅和香辣鸡翅味道差不多，但它们的营养组成相差很大：100克新奥尔良烤鸡翅的热量是240大卡，脂肪含量是13.8%；而100克香辣鸡翅的热量是421大卡，脂肪含量是29.5%。哪个更健康呢？

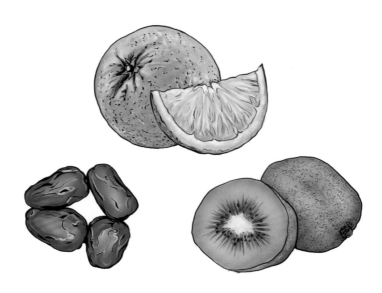

　　每天吃一个橙子、几颗枣、一个猕猴桃，你就能
获得足够多的维生素C，不需要再额外补充了。

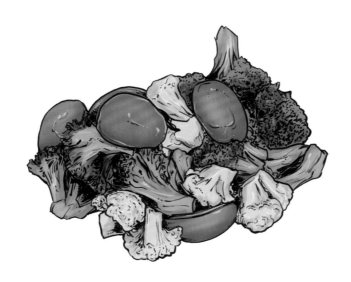

　　纯素食虽然有助于减肥，但会导致人体对优质蛋白、铁、锌、维生素B_{12}等营养元素摄入严重不足，从而引发各种病症。所以，还是荤素搭配吧！

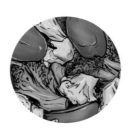

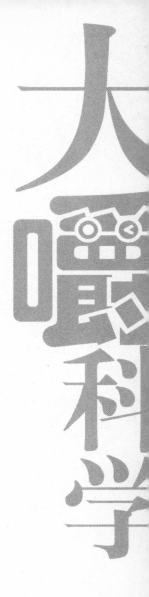

大米的兄弟叫小米

钟欢/著

大嘴科学

营养卷

明天出版社

第5章

不看不知道，世界真奇妙

第6章

健康饮食，就是这么简单

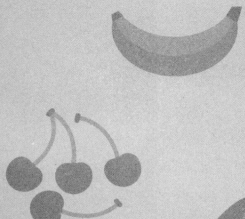
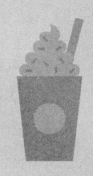
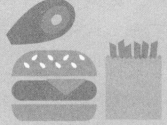
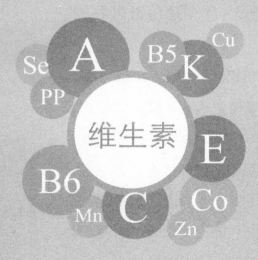
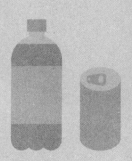

第 1 章

曾经的"仙丹"，现在的"垃圾"

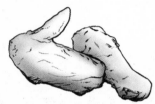

240大卡/100g

脂肪含量13.8%

新奥尔良烤鸡翅

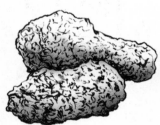

421大卡/100g

脂肪含量29.5%

香辣鸡翅

营养是什么？妈妈告诉你的也许是错的

有一次，我去一所中学听一节科学课，课程的内容是关于营养元素的。评课的时候，一帮老师不知道怎的，讨论起汉堡包到底是不是垃圾食品、有没有营养的问题。

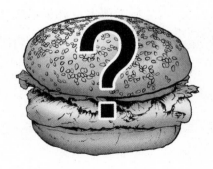

那位最先提出这个论题的老师说，汉堡包里有大量的蛋白质、脂肪、碳水化合物等这些课本里所说的营养物质，怎么会没有营养呢，应该是太有营养了啊，所以我们平时说的都是错的，汉堡包不是没营养，而是营养太好了。

这个见解实在太违反常识了，所以一开始遭到了一致的声讨。但是，讨论着讨论着，大家自己也迷糊了：汉堡包里面确实有很多蛋白质、脂肪和碳水化合物，而这些物质也确实是课本里所说的营养物质，一个含有大量营养物质的东西竟然是没有营养的？这里一定有什么地方出错了！

营养素是什么

实际上，汉堡包里确实含有大量的营养物质，但它确实不怎么有营养，之所以会形成这种自相矛盾的情况，是因为我们在日常生活中说的"营养"，和营养学里所说的"营养"，其实并不完全一致。这就像我们在日常生活中提到的盐，通常是指可以食用的盐，但是科学课本里如果提到盐，那多半不是专指可以食用的盐，而是指盐这类化合物，可以食用的盐只是其中一种而已。

我们先来看看营养学里的"营养"是什么意思。

小学科学课本介绍过，营养素有七种：碳水化合物（糖类）、蛋白质、脂肪、维生素、无机盐、水、纤维素。这七种营养素都是人体所必需的，没有它们，人体就会出现各种各样的问题，所以我们必须从食物中摄取这些营养素。因此，我们自然就可以称含有这些营养素的食物为"有营养的食物"。

在日常生活中，我们是找不到没有营养的食物的。我们所吃的食物中都含有一种或者几种营养素，就算是方便面里也有大量的碳水化合物和脂肪。

所以，营养学中并没有"垃圾食品"这个概念，所有的食物都有营养，只是营养的类别、数量不同而已。比如，方便面含有很多碳水化合物和脂肪，以及一些蛋白质，但维生素、无机盐、纤维素这些就极少，而各种蔬菜则含有很多维生素、无机盐和纤维素，但碳水化合物、蛋白质和脂肪则极少。

营养是什么

我们再来看看人们在日常生活中所说的"营养"是什么意思。

大人在给你讲"这个是有营养的"这句话的时候，虽然他想的可能也是课本里的定义，但实际上他真正的意思是——"吃了这个对身体是好的"，而不是说这个食物里有多少营养素。在一般人的想象中，"含有很多营养素"和"吃了对身体好"应该是一个意思，但实际上，在现代科技的进步使得食物极为丰盛的情况下，这两句话并不是一个意思。

产生这样的误解，其实并不能怪爸爸妈妈们，因为在不远的数十年前，人们每天操心的还都是"有没有吃的"这个问题，而不是"吃什么"的问题。那个时候，困扰国人的问题是营养素摄入不足，所以在人们看来，含营养素越多的食物，自然也就越有营养。

　　社会的变化是很快的，到了现在，我们再也不用担心"吃不饱"了，但是新的问题来了：得"富贵病"的人越来越多。比如，据调查，在2014年，北京市中小学学生中至少有20%是超重或者肥胖的。这种现象表明，对现代人来说，营养并不是越多越好，多了反而可能出事。根据北京市疾控中心慢性病研究所的监测，目前北京市6岁至18岁的人群中，糖尿病患病率高达5.4‰。这种本来不应该大量出现在青少年身上的疾病在青少年群体中发病率这么高，可能和一些青少年过重有关。

　　现代人除了超重外，还有一个问题：日常的饮食很不均衡。七大营养素里，我们摄入了大量碳水化合物、蛋白质和脂肪，但是摄入的维生素、无机盐和纤维素很少，而前三种营养素更容易让人发胖，所以现代人很可能在体重超标的同时又营养不良。

　　综上所述，真正"有营养"的吃法，并不是说某种食物好，我们就要吃很多，而是均衡地摄入各种食物，不偏食不挑食。后者才是对我们人体最有利的吃法。这个世界上，没有任何一种食物能够富含人体所需的一切营养素，我们只能摄入不同种类的食物，来满足身体的各种需求。所以，从这个角度来看，许多现代人大量摄入主食、肉和油，却很少吃各种蔬菜和水果，所以对他们来说，蔬菜、水果类食物就是有"营养的"，或者说是"好的"。汉堡包为什么是垃圾食品呢？主要是因为它里面的蔬菜过少，不符合现代人的饮食习惯。

所以，"有营养的食物"并不能被简单地定义，我也不能简单地告诉你吃什么就是好的，可以放开了吃，更不能简单地说，什么就是坏的，一点都不能碰。"营养"的真正指向，其实并不是食物，而是食谱，也就是不同食物的集合。

没有垃圾食物，只有垃圾食谱。

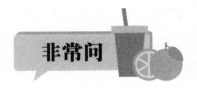

非常问

如果只吃一种食材，那什么食材最有营养呢？

理论上，没有哪种食材能够只靠自己就让人营养均衡，再贵的食材都不行。不过，如果一定要选一种的话，我个人建议选绿豆之类的杂豆类。比起那些昂贵的食材，绿豆价格便宜，它除了脂肪比较少以外，其他六种营养素或多或少都含有一些，还容易吃饱。

杂豆当饭没问题，但正常人还是别这样干了，如果一直只吃杂豆的话，时间长了还是会出其他问题的。

好吃的都没营养?

大概很多同学会有这样的印象:自己想吃的东西,比如油炸食物、在超市买的零食等,都被父母说没营养;父母说的有营养的东西,要么没味道,要么发苦,反正要多难吃有多难吃。

味觉起源

味道到底是什么东西?有些有营养的东西为什么就不能也好吃呢?

人类进化出味觉,可不是为了让人拥有吃的快乐,味觉最早的作用是让人能判断食物的营养价值以及避免摄入有毒的食物。

我们从课本里学到:味觉中,基本味觉有四种——酸、甜、苦、咸,其余的都是混合味觉。我们的舌头上有专门的针对酸、甜、苦、咸的感受细胞。酸表示着酸性物质的存在,未成熟的果实里就有很多酸性物质。甜则表示碳水化合物的存在，当果实成熟了以后，里面的碳水化合物会增多，而酸性物质会减少。所以，我们往往讨厌酸的果实，而喜欢甜的果实。

苦和过酸的味道往往表示食物已经腐烂了。很多有毒物质也有苦味。人类不喜欢有毒或腐烂的食物，所以多数人讨厌苦味。咸则表示盐的存在，盐是人体必需的物质，所以我们喜欢咸，当然，咸得太过分除外。

基础味觉的四分法延续了好几百年。日本科学家宣称发现了第五种基础味觉——鲜（并未得到公认）。对于人类来说，产生鲜味的是一种特殊的氨基酸——天冬氨酸。一般来说，鲜味表示该食物富含蛋白质，是很有营养的食物。

油脂味也是一种味觉

近年来，科学家又宣称发现了第六种基础味觉——油脂味。它由舌头上一种特殊的接收器（名字叫CD36）接收产生。人类对油脂味的研究的时间非常短，短到这个味觉甚至都还没有正式的中文名字，甚至连是不是真的有这种味觉，有些科学家都觉得有争议。

第一次接触到这个词的时候，我的第一反应就是人们应该很喜欢油脂味吧，因为油脂味意味着大量脂肪，而脂肪是人体储存能量的主要物质，是人体这台机械所使用的"油料"，"油"

当然应该越多越好，这样我们才有足够的能量来维持生命活动。

但实际上，人们没有那么喜欢油脂味。想象一下你面前有一个盘子，盘子里放着一整块的肥肉——一丝瘦肉都没有的肉，这是最具有油脂味的食物了，你想吃吗？相信绝大多数人吃这种食物不但不会觉得美味，反而会想吐。

不过，当油脂味不那么重的时候，我们又会变得喜欢油脂味。比如，拿鸡胸肉和鸡翅进行比较，多数人都喜欢吃鸡翅，觉得鸡胸肉太柴不好吃，为什么会这样呢？鸡翅和鸡胸肉同为鸡身上的肉，它们的主要区别就是鸡胸的脂肪含量可以说是鸡肉里面最低的了，而鸡翅则是鸡身上脂肪含量最高的部位之一。其实要让鸡胸好吃也很简单，将它裹上面粉放油锅里炸一下，让它吸收大量的油，人们就会觉得它好吃了。

人类之所以会有这种奇怪的偏好，很可能是因为，天然的食物里如果有过多的脂肪酸，往往就意味着食物已经腐败了，这样的食物并不适合食用。所以我们喜欢那些含有大量脂肪但油脂味又不明显的食物，比如浓汤、排骨等等。而在制作蛋糕、饼干之类的加工食品的时候，我们往往会通过特殊工艺把里面的脂肪酸酯化，把其中油脂的味道刻意减弱。

味觉在现代社会有点失灵

综上所述，你会发现，对味道的感知应该和健康是一致的啊，我们喜欢的都是我们必需的能量来源，而我们讨厌的，要么有毒，要么腐败，都是不能吃的。

唯一的问题是，科技的发展太快，让我们的味觉有些失灵。

我们学会了提取味道，学会了从甘蔗里提取几乎纯净的糖，学会了从海水里提取廉价到可以想吃多少就有多少的盐。1909年，日本味之素公司还推出了味精——一种来自谷物却能让人感觉到鲜的东西。鲜味本来是来自蛋白质的，但味精的鲜味比蛋白质要高无数倍，我们在做菜最后只需要加一小勺味精，就能让人产生很鲜的感觉。

我们也学会了各种掩盖油脂味的方法，不知不觉中就摄入了过量的脂肪，从而引发肥胖症。科学家发现：越是对油脂味敏感的人，在食用脂肪后越会产生更高的满足感，于是这样的人对脂肪的摄入更有节制；而对油脂味不敏感的人，因为反正吃了也没什么感觉，于是就会在不知不觉中吃了更多的脂肪，导致严重的肥胖症。

在现代工业环境下，我们的感觉已经不准了，因为现代食品工业找到了很多欺骗我们味蕾的手段。不过，换个角度看，"欺骗味蕾"本身并不一定是坏事，只要我们能在增加营养的同时保持味道不变就行了。

有一个简单的例子，说的是新奥尔良烤翅和香辣鸡翅的区别。

一般人很难说新奥尔良烤翅就一定比香辣鸡翅好吃，或者香辣鸡翅就一定比新奥尔良烤翅好吃，大部分人其实觉得两者味道差不多。但是，你如果分析它们的营养组成，就会发现：100克新奥尔良烤翅热量只有240大卡，而100克香辣鸡翅的热量足足有421大卡，是前者的1.75倍；新奥尔良烤翅的脂肪含量是13.8%，而香辣鸡翅的脂肪含量要高出烤翅一倍以上——29.5%，原因是香辣鸡翅外面有面粉包裹着，而油脂很容易吸附在面粉上。虽然后者油脂含量高了那么多，但是就味道上来说，两者其实差不多。

我们完全可以在保证味道良好的前提下吃得更有营养，只要食品公司转变自己的思维，从一味追求"好吃"转变为追求"好吃和有营养"并重。食品公司的思维其实就是顾客的思维，如果顾客只要求好吃，那么食品公司自然没有改良的动力，反过来，如果顾客都要求好吃而且有营养，那么食品公司也会跟着去满足顾客的需求。

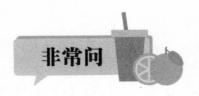

非常问

酸、甜、苦、咸，辣哪里去了？

辣其实并不是一种味觉，而是由痛觉、热觉、味觉混合的一种感觉，它也并不需要专门用舌头去感受，我们的皮肤就可以感受到辣。所以，如果辣椒吃多了，第二天大便的时候，我们的肛门会因感到辣而特别难受。

现代人，要被咸死了

如果要选取一个对人类最重要、最不可或缺的食物，那一定是食盐。其他的食物都可以被取代，不吃大米饭可以吃玉米，不吃青菜可以吃白菜，不吃猪肉可以吃鸡肉，只有食盐是无法被取代的，不吃盐人就会死。

人不能不吃盐

食盐对人体来说非常重要。我们需要用食盐来维持身体内渗透压的平衡，只有这样，我们身体里的细胞才能吸收到足够的水分而不是让水都跑掉。我们的神经传递也需要借助食盐里的钠离子，如果吃的盐太少，这个过程就无法顺利进行，我们就会萎靡不振。

因为食盐对人体是如此重要，所以在古代，食盐都是官卖的——只有政府才能卖食盐，而且是高价卖。私人去海边晒盐拿出来卖，叫作贩卖私盐，是犯法的行为。老百姓可以不吃饭，但是不能不吃盐，就算盐卖出天价也不得不买。到了现代社会，随着现代科技的发展，食盐产量大增，价格也降到非常低的地步，一块多钱一包的盐就够一家人吃上好几个月了，但是食盐只许政府卖的传统一直没有被废止。

也正是因为食盐里的钠离子对人体非常重要，所以我们的舌头对其专门演化出了一个感受器——咸味感受器。这种感受器是一种中间带孔的蛋白质，中间的孔很小，小到只允许少数几种很小的离子——比如钠离子、钾离子之类的通过的地步。与这个感受器一同进化出来的，就是我们人类对咸味的喜好的习性。

在以前，对咸味的感知是一项非常重要的生存技能，那时食盐是很宝贵的资源，如果不抓住机会去摄取它，我们人体就很可能会缺盐。不光是人类，其他动物也都进化出了对咸味的喜好的习性，会抓住所有的机会摄取食盐，有些动物甚至会通过舔尿液、粪便、岩石来获取盐分。

随着现代科技的发展，盐的产量大大增加，其运输也方便了很多，盐变得到处都是，它不再是精贵得能当嫁妆的奢侈品，而是想要多少就能给多少的普通调料。

大米的兄弟叫小米

15

人也不能多吃盐

从奢侈品到普通调料，这个变化发生的时间太短了，以至于我们的身体和大脑的进化速度完全没有跟上现代科技的发展速度，还停留在"认为盐是宝贵得需要抓住任何机会去摄取"的时代。

于是，我们开始毫无节制地摄取食盐，以至于我们吃下的食盐的量大得让身体无法承受。根据世界卫生组织在2013年的研究，全球范围内导致死亡最多的十个危险因素里，高盐饮食排在第五位，导致了约三百六十八万九千人死亡。虽然比吸烟导致的约五百八十一万八千人的死亡人数少，但是香烟的危害众所周知，高盐饮食的危害知道的人少很多。这还是世界平均情况，在中国，因为排第三的肥胖问题和排第四的高血糖问题没那么严重，所以高盐饮食的危害直接上升了两名，排到了第三。

当然，导致死亡的因素往往不是单独出现的，而会一起出现，比如，一个肥胖的少年如果同时吃盐过多（每天吃盐超过10克），那么其染色体两端端粒的长度会比吃盐少（每天吃盐少于5克）的更短一些，而端粒一般代表着一个人的自然寿命长度，端粒变短的人往往寿命更短。

一天要吃多少盐才对

那么，什么叫高盐饮食呢？世界卫生组织提出，成人一天内的食盐摄入量，应该控制在5克以内，超过5克就叫高盐饮食。这5克并不仅仅指我们做菜的时候加的盐，还包括食物里本来就有的盐，比如面包里、饼干里、牛肉干里、鱼片里，以及某些蔬菜（比如芹菜）里本身就含有的盐。在现代生活里，盐无处不在，以至于你哪怕做菜从来不放盐，单单只是从现成的食品里就能摄取到足够的盐来维持生命活动。

那么，中国人一天到底摄入了多少盐呢？

几年前的一份调查报告指出，中国的成年人在1991年时，钠的平均摄入量是每天6.75克（折合食盐的量为每天17.2克），之后逐年下降，到了2006年的时候，下降到了每天4.95克（折合食盐的量为每天12.6克）。这些摄入的钠70%以上来自食盐，剩下的则来自酱油、蔬菜等等。虽然中国人食盐的摄入量降低了很多，但是和国际上推荐的每天5克比起来，我们吃的盐还是太多太多了，多出一倍多。实际上，考虑到中国人平时吃的盐要比外国人吃的多得多，中国营养界在发布食盐推荐摄入量的时候，还特地网开一面，没说5克，而是增加到6克。

一些食物或佐料中的大致含盐量

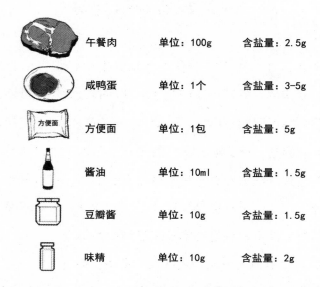

	午餐肉	单位：100g	含盐量：2.5g
	咸鸭蛋	单位：1个	含盐量：3-5g
	方便面	单位：1包	含盐量：5g
	酱油	单位：10ml	含盐量：1.5g
	豆瓣酱	单位：10g	含盐量：1.5g
	味精	单位：10g	含盐量：2g

　　不过，不管怎么说，中国人的食盐摄入量还是在逐渐减少的，这应该要归功于这些年的不断宣传让越来越多的人知道食盐摄入过多和高血压有着直接的关系。基于对高血压的恐惧，人们做饭时开始自觉减少放盐的量，大部分人开始觉得，清淡的口味有利于健康，而重口味不利于健康。

如何控盐

　　既然盐吃多了不好，那我们平时要怎么减少食盐的摄入量呢？

　　我们可以给爸爸妈妈买一个盐勺，这样他们每次往菜里放盐的时候就能知道自己放了多少盐了。平时吃零食的时候，我们也可以看看零食包装袋上的"营养"标签里钠的含量，如果太高就尽量少吃，吃的时候想着自己一天只有2500毫克钠的摄入量，要省着点用。

当然，盐这个东西，吃多了不行，吃太少了同样不行。盐吃太多了，会增加患心血管疾病的风险，但是盐吃太少了同样对心血管没什么好处，所以我们要尽量把食盐量维持在不多不少的状态。

其实不仅是盐，营养素都是如此：脂肪太多不好，但是没脂肪更不行；维生素少了会得维生素缺乏症，但是多了也会中毒；甚至连水也是，少了不行，短时间内喝多了也不行。营养学从某方面来说，其实就是一门讲究平衡的学科，里面并不存在好得怎么吃都是好的食物，也并不存在坏得在任何情况下都不能吃的食物——在任何情况下都不能吃的，那不是食物，是毒药。

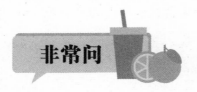

非常问

一个人能通过大量吃盐来自杀吗？

虽然在日常生活中，我们并不认为盐是有毒的，但是用吃盐的方式来自杀，在理论上是可行的。在小鼠身上测出来的食盐的半致死量（会导致一半被喂老鼠死亡的一个量）是每千克体重3.6克盐。也就是说，一个50千克重的人只要一次吃掉大概180克盐，那就很可能会死掉，不过一般人是很难吃下这么大一袋盐的。

我们需要输氨基酸吗

　　2012年，在湖北孝感一中，发生了一件奇怪的事情，高三（3）班竟然把教室变成了输液室，学生们在教室里面集体挂起吊瓶。

　　当然，学生们并不是一起发病了，必须挂吊瓶，而是想要补充能量，增加营养，所以，学校组织了集体输氨基酸的活动。

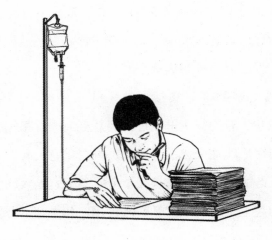

大米的兄弟叫小米

氨基酸是什么

氨基酸到底是什么东西，为何能让他们如此兴师动众，集体挂吊瓶呢？

回答这个问题，我们要先从蛋白质讲起。

按照小学课本里的解释，蛋白质就是构成人体肌肉、内脏、头发、指甲和血液的重要成分。有的同学可能会有疑问：肌肉、内脏和头发、指甲的性质相差这么多，怎么会由同一种东西构成呢？

蛋白质是一大类大分子化合物的统称。第一次描述出蛋白质的具体结构的，是荷兰化学家穆尔德。蛋白质（protein）这个名字，来自瑞典科学家贝采里乌斯的提议。这个词的词根源自希腊语，有"首要""第一"的意思。

蛋白质以前在中国并不叫蛋白质，而是叫"朊"，现在有些名字中还保留着这个词，比如有一种病毒叫"朊病毒"，就是指纯由蛋白质构成的病毒。

蛋白质由多种氨基酸按照特定的顺序排列以后折叠而成，其质量在一般的分子里面可以说是巨大的。根据排列顺序的不同，蛋白质能被分成很多种类。蛋白质有大有小，小的比如一些人工合成的，可能只有几十个氨基酸，而大的，比如肌联蛋白，由超过两万五千个氨基酸构成，如果把这些氨基酸的名字按顺序读出来的话，那这句话会包含多达189819个英文字母，读完就需要超过三个小时。

正是因为构成成分差异巨大，所以蛋白质之间的性质也差异很大，既有构成肌肉的比较柔软的肌蛋白，也有相对坚硬的、一般起保护作用的角蛋白。我们的头发、指甲主要就是由角蛋白构成的。

不过，虽然蛋白质的性质千差万别，但是归根结底，它们的差异就在于氨基酸的种类、数目以及排列方式与折叠的方式不同。就像石墨和金刚石，它们虽然都是由碳原子组成的，但是碳原子排列的方式不同，造成它们的性质差异巨大：金刚石很坚固，而石墨很柔软，很容易发生变形。不过，金刚石坚固归坚固，如果我们点把大火，把石墨和金刚石都烧了，那么它们的生成物其实是同一种东西，就是二氧化碳。

蛋白质有好坏之分

虽然组成蛋白质的都是氨基酸，但这并不意味着我们吃什么蛋白质都一样，没有好坏之分。人体合成蛋白质，一共需要二十种不同的氨基酸，而在这二十种氨基酸里，有八种是人体无法合成的，必须从食物中摄入。如果是婴儿，还要加上组氨酸，所以，婴儿需要从食物中摄入九种必需的氨基酸。有些食物含有所有这些必需的氨基酸，是比较好的蛋白质来源，比如鸡蛋。还有些食物缺少一部分必需的氨基酸，比如方便面，方便面面饼里含有接近10%的蛋白质，其含量远远比一般人想象中的高，但这些蛋白质是比较差的。如果把这种蛋白质作为氨基酸的主要来源，不但会导致一些必需的氨基酸不够用，还会导致另外一些氨基酸过多，这些过多的氨基酸很难在身体里储存下来，需要通过肾脏排出体外，这会大大加重肾脏的负担。

一般来说，动物蛋白都比较好，而植物蛋白里，除了大豆蛋白稍好，其他都相对较差。

输氨基酸毫无必要

那么，吊瓶里的氨基酸呢？医院里的氨基酸是按照人体所需专门调配的，自然可以组成优质蛋白质。但问题是，优质蛋白质来源其实很多，比如，我们吃的鸡蛋、肉等，所以，对于正常人而言，根本没有必要专门去输氨基酸。输氨基酸的好处是氨基酸无须经过人体的消化就能快速被人体吸收，所以对于一些消化能力有问题的人或者无法进食的人而言，有必要使用吊瓶来补充氨基酸。

可是，学生不是病人，用吊瓶来补充氨基酸并没有什么意义，500克鸡蛋才几块钱，就能为人体提供多得多的氨基酸。唯一的区别是，鸡蛋还需要几个小时的消化过程才能被人体利用。

另外，输液使人体吸收快还是把双刃剑，比如，假如有人对某种药物过敏，这种药物，他如果是口服的，那过敏症状就会缓慢出现，我们还有很多时间来补救，但他如果是通过吊瓶吸收的，药物生效很快，留给我们补救的时间就会少很多。在上面的事情中，学生是一边学习一边挂吊瓶的，这就更不安全了，万一出现问题，可能连提供急救的人都找不到。

输液输多了还会导致一些特有疾病的发生，比如由药物刺激导致的静脉炎。所以，为了避免产生这些风险，我们应该仅仅在有必要的时候挂吊瓶；而给健康人挂氨基酸吊瓶，无疑就是没有必要的一件事。

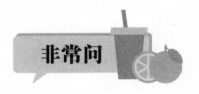

非常问

为什么我的健康的亲戚或朋友输过氨基酸后都说很有效呢？

他们很可能只是感觉有效而已。有一种效应叫安慰剂效应，就是说一个药物虽然可能没有任何用处，但是病人只要相信它有效，那就可能让自己的病情有所缓解。

　　反过来，就算一个药物对这个病有效果，但是只要病人不相信它有效，那么这个药物的疗效就会打折扣，这个叫作反安慰剂效应。

维生素，多多益善吗

　　说到维生素，人们往往就会想到，这是一种很重要的营养成分，多吃一点对健康很有好处。这种观点在中国是如此流行，以至于很多时候，当我们说一个东西有营养的时候，我们其实就是在说："这个东西含有的维生素很丰富。"

维生素的发现

　　人类对于维生素的发现，最早可以追溯到接近两百年前的十九世纪中叶，也就是第二次工业革命时期。

　　以前，我们在磨坊里加工稻谷，用的是驴、骡子之类的动物或者人力，效率很低，所以那个时候的白米饭是有钱人才能吃得起的食物，穷人只能吃糙米之类的粗粮。

　　因为去掉了粗糙的外皮，白米饭吃起来口感要比粗粮好得多，人们自然更愿意吃白米饭而不喜欢吃粗粮。后来，蒸汽机来了，人类发明了用蒸汽动力来驱动的磨坊，这样就能很轻松地把稻谷变成精细而口感出众的白米饭，原本昂贵的白米饭穷人也吃得起了。

　　但是，随着饮食结构的改变，一种噩梦一样的疾病开始在人类中间出现——脚气病。这里说的"脚气病"和现在常见的"脚气"是两回事，"脚气"指的是脚癣，是一种因为真菌感染而引发的疾病，主要的危害是痒，而脚气病是一种严重的病症，会让人的双腿失去知觉，最终无法行走，变成残废。

　　在几十年间，脚气病患者越来越多，但是人们完全不知道它为什么会发生，因而束手无策。

　　后来，人们发现，脚气病的感染者并不仅仅包括人类。十九世纪八十年代的时候，荷兰科学家克里斯蒂安·艾克曼发现，鸡也有一种类似脚气病的疾病。他本来和其他人一样，认为脚气病是由病菌引发的，但是研究很多年以后，什么发现都没有，完全找不到是什么病菌引发了脚气病。

　　再后来，一个非常偶然的机会让他发现了一个奇怪的现象。有一窝得了脚气病的鸡突然好了，经过严密的调查以后他发现，这些鸡之所以能恢复健康，是因为一家供给他剩饭用于喂鸡的军用医院换了一个厨子。原来的那个厨子很好心，给这些军用的鸡吃的都是士兵吃剩下的军用大米，也就是白米饭，而新来的厨子觉得这样很浪费，不给鸡吃军用大米了，所以鸡就恢复了健康。

吃白米饭会得脚气病，不吃白米饭而吃没加工过的廉价粗粮就不会，难道是加工时去掉的米糠里有什么神奇物质吗？艾克曼找了一座监狱，把犯人分成两组，一组只吃精致的白米饭，而另一组则吃廉价的糙米，结果吃白米饭的那组犯人中很多人得了脚气病，而吃糙米的那组犯人则很少得脚气病。最后，艾克曼得出结论：吃米糠能够治疗脚气病。

后来，波兰科学家芬克在读到了艾克曼的成果以后，决定把糙米中的有效成分提取出来，1911年，他成功地提取出了这种成分，将其命名为"vital amine"（意思是"至关重要的胺"）。这就是现在大家所说的维生素（vitamin）的来源，而当时芬克提取的那种维生素则被命名为维生素B_1。

维生素的作用

从那个时候开始，人们掀起了对维生素狂热追捧的高潮，美国每年卖出大量维生素补充剂，其年销售额高达数亿美元。消费者认为维生素对身体非常重要，卖维生素的商家也经常宣称多吃维生素可以抗氧化、抗辐射、抗疲劳，可以缓解压力、维护心脑血管健康，甚至还能延缓衰老，就差说"每天吃一颗活到九十九"了。可是维生素真的有这么神奇的作用吗？我们真应该多吃一些维生素吗？

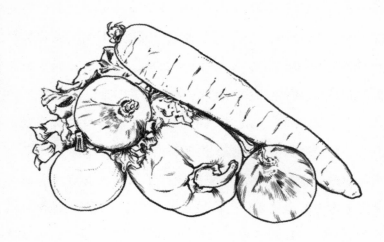

　　对过于营养不良的人来说，吃维生素自然是好处多多。据报道，单单是缺乏维生素A，就造成了全球约50万儿童失明，而因为缺乏维生素A导致抵抗力下降而死的人更多。在很多贫困地区，普通人能吃上米饭就已经非常幸运了，他们根本没有能力去追求各种蔬菜、肉类等，这样就造成他们维生素摄入的严重不足，对于他们来说，通过各种廉价的手段补充维生素实际上是非常重要的事情。

　　对于都市中由于各种情况无法做到均衡饮食的一些人来说，补充维生素也是一件有意义的事情。比如维生素C，推荐摄入量是成人每天100毫克，如果人们没有专门去吃一些富含维生素C的水果，比如猕猴桃、鲜枣等，单单靠吃饭和蔬菜——最多偶尔吃个苹果或梨——是绝对无法达到这个推荐量的。再比如，因为维生素B$_{12}$主要存在于肉类食物里，所以素食者就很容易缺乏它。实际上，对于很多人来说，不单单是缺乏某种维生素的问题，他们因为工作辛苦，平时吃的可能只是盒饭之类，别说水果，就连蔬菜吃得都极少——完全无法满足一天300-500克的推荐量，很容易缺乏多种维生素。

那么，一个饮食均衡、能够从饮食里获取足够多维生素的人，他有额外补充的必要吗？这个问题就比较复杂了。以前，我们一直觉得补充维生素是有好处的，比如，多补充维生素B$_6$可以降低肺癌发生率。但随着研究的不断深入，反例也开始不断出现。比如，我们发现，长期额外摄入维生素E不但不像以前人们认为的那样，能降低前列腺癌的发生率，反而会增加其发生率。

我们很少会出现吃不起食物的情况，所以只要能好好吃饭，均衡饮食，那就没有额外补充维生素的必要，万一我们真的缺了某种维生素，那最好的做法也是改变食谱，从食物中摄取，而不是去吃维生素药丸。

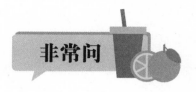

非常问

为什么不管什么食物网上都会说富含维生素，有不富含维生素的食物吗？

因为维生素的种类很多，所以绝大部分食物里或多或少会有一些维生素，国际上也没有规定说含量要达到多少才能叫"富含"，所以商人们就可以随意地说自己或生产或出售的食物里富含维生素，哪怕那些食物里其实只有几种量不大的维生素。

维生素实在少得没法称"富含"的食物也很多，比如一些饮料、果冻等。

冷饭，热饭，哪个更健康

饭到底应该趁热吃还是等冷了再吃？水到底要趁热喝还是等冷了再喝？菜到底是要趁热吃还是等冷了再吃？

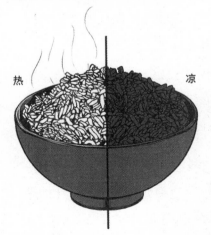

热　凉

如果你问你的父母这些问题，那回答多半是："饭当然要趁热吃，冷了再吃会肚子痛的；水当然要趁热喝，冷水会让肚子痛的；菜当然也要趁热吃，冷了再吃——这次不是肚子痛了，而是不好吃了。"

好吃不好吃和健康无关，所以菜要冷了吃还是趁热吃我们不考虑，我们来说说这饭到底是要趁热吃还是冷了再吃。

热有热的好

站在你父母的角度来说，这饭还真的要趁热吃。为什么呢？我们先来分析一下冷饭和热饭到底有什么区别。

我们的米饭，主要成分就是淀粉，而淀粉通常又分成两种：直链淀粉和支链淀粉。顾名思义，直链淀粉就是一条直链的结构，就像一棵光秃秃的树，没有什么分支，而支链淀粉则刚好相反，它的结构就像一棵枝繁叶茂的树，虽然高度没有前者高，但是有很多分叉。

我们的消化系统很奇怪，由它分泌的消化酶可以把淀粉拆成无数小段来帮助消化吸收，但是这个拆分方式在一个分支上无法同时进行，也就是说对于直链淀粉，我们只能一刀一刀地慢慢切，直到它变成我们的小肠能够消化吸收的小段。

但是，支链淀粉有很多分支，可以同时进行多次切割，因此支链淀粉消化起来也就比直链淀粉快一些了。

米饭里面的淀粉是以支链淀粉为主的，所以米饭是一种比较容易消化的食物，而我们常用来做汤圆、年糕的糯米里面支链淀粉的含量更高，几乎不含直链淀粉，更容易消化。

"不对吧！"看到这儿你肯定会说，"平时让我吃撑住、消化不了的、胃疼的更多的是糯米啊，你怎么说糯米比较容易消化呢？"

我上面说的"容易消化"呢，其实都是针对加水煮熟的淀粉来说的，而没熟的淀粉呢，各个支链会互相纠缠在一起，变成一个个坚硬的小团，很难被消化酶拆开，实际上很难消化。只有当我们加水加热做成米饭的时候，淀粉才会吸水膨胀，然后分裂成均匀的糊状结构，这样才好消化。

但是，加热过的米饭慢慢变冷，就会逐渐回到还没做熟的那个又硬又难吃又难消化的状态，这个过程叫作老化回生。如果我们的胃不是很好，那冷饭、冷汤圆这些就会变得更难消化，导致我们胃疼。

如果吃的饭很冷，比如刚从冰箱里拿出来的饭，它还会引发胃部血管暂时收缩，压制消化液的分泌，让我们的消化能力进一步下降，让我们的胃更难受。

风险还不止这些。食物冷了，一般说明食物已经做出来很久了，一直放在外面就会有细菌大量繁殖的风险。虽然现在这种情况不多了，但是在没有冰箱的过去，这个风险还是很大的。

这些就是父母告诉我们"饭要趁热吃"的原因了。

冷有冷的妙

"饭要趁热吃"这个道理并不完全适用于现代中国。消化其实并不是越快越好。以前的中国缺衣少食，食物消化得越快，我们就能越早获得能量来应对接下来的劳动。但是现代中国可很少有人缺少食物了，消化快了，我们就容易饿，于是会又去吃东西，然后就变胖了。对现代社会来说，肥胖问题可比挨饿问题大多了。

实际上，对于中国的年轻人来说，我们更想要的是一种能让我们吃饱、吃好，但是又无法被我们消化吸收、不会让我们变胖的食物。

这样的食物有吗？可以有！

按照消化速度的快慢，我们可以把淀粉分成三类：能在两小时内消化完成的易消化淀粉（加热煮熟的淀粉，不管是直链还是支链，都属于这一类），消化速度慢得多的慢消化淀粉和几乎没法消化的抗性淀粉。抗性淀粉极难被消化，它们几乎会完整地经过我们的胃、小肠，最后进入我们的大肠，然后被寄宿在我们大肠里的各种细菌利用发酵——这些细菌可不是会导致我们生病的致病菌，而是对我们健康有益的益生菌。所以，吃抗性淀粉不但可以让我们吃不胖，还有助于我们的健康，简直是一举两得。

那么，我们要如何来获得这个抗性淀粉呢？

首先，所吃的食物里直链淀粉含量要比较高。虽然不是说直链淀粉多就能生成更多的抗性淀粉，但是如果直链淀粉太少，那生成的抗性淀粉也不会多。

其次，多吃粗粮类主食，比如糙米里面抗性淀粉就比较多。

最后，最主要的、最简单的增加抗性淀粉的方法就是——冷藏。据一些研究者称，只需要把米饭放到冰箱里冷藏12小时，其中的抗性淀粉含量就要比我们平常吃的热饭高10倍以上。冷藏能不能带来如此强的效果，我们目前还不是很清楚，但是凉米饭比热米饭消化慢、易消化淀粉变少、抗性淀粉变多有很多研究可以证明。

那我们是不是需要每次都把饭弄冰凉再吃，甚至干脆去吃雪糕、冰棍来降低胃的温度呢？其实，一般人并没有必要这样做，放凉了吃就行了。国内有大营养师建议一些糖尿病病人，要把主食放凉再吃，吃完后可以少量摄入冰激凌、雪糕等食物。当然，冰激凌之类的食物也不能吃太多，毕竟它们能量很高，很容易让人发胖。

太热的不能吃

"趁热吃"这句话还有一个很大的问题：很多人觉得既然要趁热吃，那就在饭刚盛出来还滚烫的时候吃。这是绝对要不得的事情，因为这些滚烫的食物会烫伤我们的嘴和食道，长此以往甚至会导致食道癌。

最后，说下"吃冷东西，肚子会疼"这件事情。其实，消化系统正常的人是不会吃点冰的就肚子疼的。但是，身体瘦弱、消化功能不好或者有肠胃疾病的人吃冷东西可能就有问题了，这样的人在生活艰苦、有病也看不起医生的古代来说是很多的。

对现代人来说，如果肚子痛了，难道不应该先找医生吗？

"我看过医生了，医生也没办法！"

好吧，人类对主要由幽门螺旋杆菌引发的胃病的研究还远远不足，很多医生也没有什么特别有效的方法。对这样的病人而言，稍热的食物确实比冷食更合适。

非常问

水不用消化，那为什么喝冷水会肚子疼？

喝冷水肚子疼，主要的原因可能是水不干净，里面有致病菌感染肠胃，这也是为什么我们都要把水烧开再喝——杀死这些细菌。

一个简单的事实是：对于瓶装的矿泉水，绝大部分人都是不加热直接喝的，但是极少听说有人喝矿泉水会肚子疼的。因此，喝冷水会肚子疼，应该是和"冷"这个条件无关的。

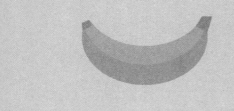
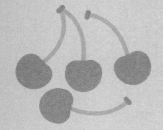
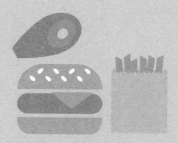
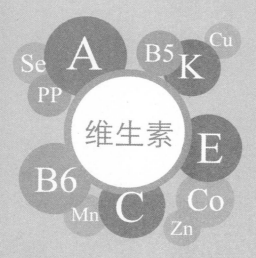
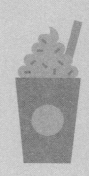
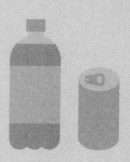

Se A B5 Cu
PP K
维生素
E
B6 C Co
Mn Zn

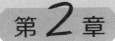

第 2 章

相信我，这章
说的都是"糖"

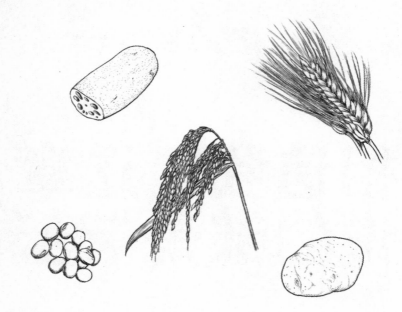

你知道什么叫糖吗

　　什么叫糖？我想每个人都能说出点答案吧，毕竟现代人每天都会吃很多的糖。

日常生活中的糖

　　最常见的糖是蔗糖，红糖、冰糖、白糖等的主要成分都属于蔗糖——这种糖最早是从甘蔗里提取的，所以叫蔗糖，不过现在的蔗糖倒有很多是从甜菜里提取的。我们中国就是甘蔗最早的产地之一，我们种植甘蔗的历史可以追溯到公元前400年左右，那个时候人们并不知道怎么提取里面的糖。

　　不过上面说的糖，都是日常生活中的糖，而营养学里很多叫糖的东西或跟"糖"这个名字有关的东西，和我们了解的"糖"相差颇远。

营养学里的"糖"

　　你如果在超市里买包装食品的时候仔细看过食品包装袋背后的营养成分表，那一定会看到这样一项——"碳水化合物"，它一般都在食品成分里占有很高的比重。在营养学上，碳水化合物有另外一个名字，叫"糖类"——听上去和我们平时说的糖很像。

　　"碳水化合物"这个名称是有由来的。最早的时候，科学家认为糖类是由碳元素和水组成的化合物，于是起了这样一个名字。但是，科学家之后发现：很多糖类的组成完全和水没关系，如鼠李糖；一些可以拆分成碳和水的化合物却不是糖类。"碳水化合物"这个名字虽然有这些问题，但是大家已经叫了很久了，就保留了下来，作为"糖类"的一个同义词存在。

　　那么这个糖类和我们平常说的糖有什么关系呢？

　　糖类其实是一个很大的概念，根据其分子组成的复杂程度的不同，可以分为单糖、双糖和多糖。

　　单糖是结构最简单的糖，人体无须消化就可以吸收，它也是其他糖类消化后的最终产物。商店里卖的葡萄糖就是单糖，泡到水里喝下去就会被直接吸收进入血液，所以一般用在运动会里那些刚比赛完的运动员身上，能迅速补充他们消耗的能量。

　　但是，对一般人来说，为了预防糖尿病，我们最需要的是维持血液里葡萄糖含量的稳定，如果葡萄糖迅速进入血液，就会快速拉高里面葡萄糖（我们称之为血糖）的浓度，所以直接摄入葡萄糖对普通人的健康其实是无益的。

　　还有一种单糖叫果糖，广泛存在于水果、蜂蜜、蔬菜里。果糖和葡萄糖混合在一起，就成了高果糖浆——也就是可口可乐的主要原料之一。果糖口感好，有水果的风味，比蔗糖更甜，而且和葡萄糖不同的是，果糖不会导致血液里葡萄糖的浓度大幅度变动。因为果糖难以被口腔里的细菌分解，所以人们食用果糖后，患龋齿的概率更低，果糖也因此经常被国内的商家宣传为健康糖。

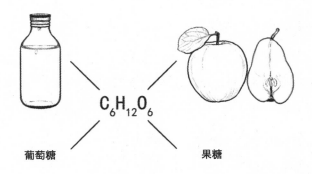

$$C_6H_{12}O_6$$

葡萄糖　　　　　　　　果糖

　　但是，最近的大量研究表明果糖远远称不上健康糖，大量摄入高果糖浆会和大量摄入蔗糖一样引发脂肪沉积增多、高血糖、心血管疾病等。就算不管这些，果糖增肥的能力绝对不会比其他糖差多少。

两个单糖连接在一起，就构成了双糖，这是我们日常生活中最常见的糖，比如上面说的蔗糖和牛奶里的乳糖。双糖经过简单消化后，就会变成单糖，同样会很快升高血糖的浓度，对人体的健康构成很大的风险。而且对很多亚洲人来说，还有一个问题，他们的身体里缺乏能消化乳糖的一种酶，导致无法消化乳糖而拉肚子，所以不少中国人在大量喝牛奶的时候会出问题。

既然血糖越稳定越好，那么就让糖在我们身体里慢慢消化、慢慢变成血糖好了，所以糖类的结构越复杂，我们消化得越缓慢自然也就越有利于健康。

我们常称单糖和双糖为简单糖类，而把由三个以上单糖构成的相对健康一些的糖类称为复杂糖类，比如多糖，常见的淀粉就是由很多的单糖聚合在一起形成的。我们在日常生活中一般不会把多糖称为糖。

淀粉是绿色植物制造出来用来储存能量的，也是我们饮食中主要的能量来源，我们常吃的大米、小麦、马铃薯、玉米里面就有大量的淀粉。淀粉本身一点都不甜，不过它变成麦芽糖和葡萄糖以后就变甜了。所以我们吃馒头的时候，如果咀嚼的时间长了，就会感到丝丝的甜味，这是淀粉在口腔里被唾液消化了一部分形成麦芽糖的原因。

米饭其实也是糖类的一种，但是和简单的糖类比起来，米饭需要人们用很长时间来消化吸收（这里的"很长"只是相对于单糖、双糖来说的，如果与蛋白质、脂肪比较，米饭就容易消化得多了），所以血糖的上升速度会慢一些，吃米饭也相对更健康一点。

另外，我们把由2-10个单糖构成的糖类称为低聚糖。日常生活中低聚糖很少见，我们的小肠甚至无法消化典型的低聚糖，会让它完好地进入大肠，被大肠里的有益细菌所利用，所以有时候医生会开一些低聚糖用于改善便秘和治疗腹泻。不过，你如果认为低聚糖既甜又对肠道有好处，嘴馋了就来一勺，那不但无法改善便秘和治疗腹泻，还会因为消化不了引发腹胀、腹泻。

除了这些以外，数千个葡萄糖分子还会聚合在一起，构成一种名叫纤维素的物质，它是植物细胞壁的主要成分，广泛存在于这个世界里。

不过和普通的糖类不同，纤维素的分子太大太复杂了，也无法被人类消化吸收。在那个饭都吃不饱的年代，纤维素就是一种完全没有营养价值的东西。我们的课本最早在说营养素的时候，就只说到了六种，并不包括纤维素。

但是，随着人们开始担心吃得太多，能让我们感觉饱又无法被消化的纤维素的作用被重新评估，它也从多糖的一种被破格提拔出来，变成一种和糖类并列的重要营养素。我们现在说到糖，一般也不会指纤维素。

总体来说，我们日常生活中说的糖，其实仅仅是营养学里糖类这个大类里的一小类东西而已。

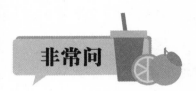

非常问

为什么没人把可乐加热了喝？

冰可乐好喝的一个重要原因是可乐里的高果糖浆有一个奇怪的性质：温度越低，让人感觉越甜。所以，冰可乐更好喝。如果对可乐进行加热，高果糖浆就不甜了，可乐自然会变得很难喝，所以没人给可乐加热。

像管香烟一样管糖

　　对大多数小孩来说，糖可以说是他们最喜欢的食品之一了，不管什么样的东西，只要加上糖，带上了甜味，那就变成了美味佳肴。

　　人们为什么这么喜欢吃糖呢？那是因为糖对人类来说很重要。以我们的大脑为例，它大致需要消耗人体20%的能量，这些能量主要是由糖来提供的，如果缺少了糖，大脑的控制力就会下降。比如，当我们饿了，血糖浓度下降的时候，我们会更容易愤怒，更有攻击性，这就是因为大脑对愤怒的控制力下降了。

　　但是，人类的科学技术发展得太快了，我们竟然学会了从食物中提取糖分，这个发明太出乎身体的意料了，以至于我们的身体几百年后都没反应过来，它依旧认为糖是非常珍贵的能量来源，只要出现就应该尽量摄取——所以我们不知不觉就摄入了过多的糖。

一天应该吃多少糖

一天吃多少糖才不算多呢？世界卫生组织最近更新的指南里要求，儿童和成年人游离糖的摄入量都应控制在摄入热量的10%以内，在有条件时，最好控制到5%以内。

10%，听上去好像很多的样子，感觉吃很多糖都不会超。其实这个量一点都不多，对一般儿童来说，10%换算下来在40克糖左右。那40克糖有多少呢？我举一个例子，一瓶500毫升装的最普通的可乐含糖54克，已经远远超过了40克的限量。

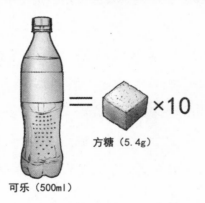

方糖（5.4g）

可乐（500ml）

也许有人会说："我不喝可乐了，我改喝其他饮料。"其实多数饮料含糖量都偏多，以加多宝为例，为了掩盖中药的苦味，500毫升的加多宝里也有超过46克的糖。现在市面上的饮料，只要能让人明显感觉甜、好喝，那么大多数都是含糖量偏多的。

除了甜饮料以外，我们日常生活中常见的蛋糕、饼干、某些菜肴，甚至很多牛奶、酸奶等都含有很多糖。所以，控制游离糖的摄入量其实并不容易，更别说是将其控制在热量的5%以内了。

糖的危害

那么，为什么给糖设置这样一个一般人并不容易达到的限制量呢？这样管制糖的摄入是为了什么？

关于糖的危害，最明显也是最广为人知的自然就是糖会带来龋齿了。不过和一般人想象中不同的是，糖并不是产生龋齿的直接原因。龋齿产生的直接原因是某些细菌的繁殖，比如变形链球菌的繁殖。这些细菌依靠残留在牙齿上的食物残渣生活，而且它们和我们一样，也非常喜欢吃糖。所以，如果你吃完甜食没有及时刷牙，口腔里就很容易滋生这些细菌，而它们吃掉糖以后，会产生一些酸性物质，这些酸性物质才是腐蚀你牙齿的真凶。这也是有些人很喜欢吃甜食，但是他就是没龋齿的原因：他并没有感染这些细菌。

至于糖的其他危害，就要隐蔽得多了，比如糖尿病和糖的关系，就充满了各种恩怨纠葛。

糖尿病是现代社会一种很常见的慢性病，在国内成年人群体中的发病率超过10%，而且目前无药可根治，人一旦得上只能终生吃药进行控制。糖尿病并不会立刻置人于死地，只会慢慢侵蚀你的健康，然后在很多年后让你死于由其引发的并发症。

以前，我们一直认为，糖尿病是一种老年病，只有年纪很大的人才会得，但是根据北京市疾控中心慢性病研究所的监测，目前北京市6-18岁儿童、青少年的糖尿病患病率高达5.4‰，一个一千学生规模的学校里，就可能有超过五个人得糖尿病，这说明糖尿病离少年儿童其实一点都不遥远。

那么糖尿病和吃糖多有什么关系呢？

一般人第一次听说这个病的时候，第一反应往往是：肯定是吃糖多了才会得糖尿病啊。但是，等我们上初中以后，老师又告诉我们一个新的答案：糖尿病发病的根源在胰岛素，而不在于糖，它和糖没有任何关系，如果你体内的胰岛素含量正常，那么你吃再多的糖也不会得糖尿病。

这种说法是有道理的，但是并不全对。

糖尿病发病的根源确实不是糖吃多了，而是胰岛素出现问题，导致糖无法被储存起来，随着尿液排出体外。胰岛素出现问题的情况，要分成两种，一种是胰岛素分泌不足，由此引起的糖尿病被称为1型糖尿病，这确实和糖一点关系都没有，多半是天生的。不过这种天生的糖尿病人其实很稀少。另一种则是胰岛素分泌正常，但是我们的身体对它没有反应，"无视"了胰岛素的调节作用。

为什么会出现这种"无视"的情况呢？我们现在的研究发现原因很多：基因不好、压力太大、抽烟、肥胖……糖吃多了，很容易胖。加州大学旧金山分校内分泌科的临床儿科教授罗伯特博士在美国哈佛大学举办的一次关于糖类的讲座中指出，肥胖症发病率急剧上升的罪魁祸首并不是脂肪，而是被人们高摄入的糖类——尤其是果糖。除了导致肥胖以外，大量摄入果糖更是会降低身体对胰岛素的反应能力，成为导致发生糖尿病的原因之一。

对于学生来说，高糖摄入还很可能会影响你的考试成绩。最近科学家在老鼠身上的研究发现，长期的高糖摄入会使大脑反应迟钝，记忆力下降。所以在考试之前，更是不能吃太多糖，因为太多糖类的摄入会让大脑分泌血清素，让人感觉放松和想睡觉——简单地说，就是吃饱了想睡觉。

除了这些以外，高糖还是引发高血压、高血脂的因素之一，果糖还会对肝脏产生毒性，就和酒精一样，甚至还有一些初步的研究发现，高糖还和一些癌症有关。

因为糖有这么多的危害，所以很多科学家就想把糖提升到和香烟、酒精一样的地位：政府对其进行管制。美国政府就开始考虑，对甜饮料征收额外的税收，让其涨价，以此控制国民甜饮料的摄入量。

不过，我倒是觉得，最直接的方法，就是禁止学校周边的小卖部卖甜饮料。

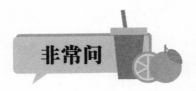

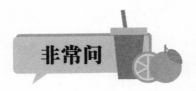非常问

法官的判案结果会受到吃饭的影响吗？

虽然我们都认为法官就应该公正无私，但是法官首先也是一个人，所以他的判断也会受到自身血糖波动的影响。

对8名以色列法官的1000余次假释裁判的跟踪研究表明，刚吃饱的时候，血糖浓度比较高，法官总是很仁慈地同意大约三分之二的假释请求，但是当他饿着肚子血糖浓度下降的时候，他同意的概率就会直线下降，甚至全部否决这些请求。

可乐比豆浆还要健康?

很多同学都很喜欢喝可乐,但是每次喝的时候,长辈们总是说可乐这个不好、那个不好,是不能喝的。

然后,他们就给你喝豆浆。可是,可乐一定比豆浆差吗?豆浆就真那么好?

这两个问题其实没有那么容易回答,因为可乐有很多种,豆浆也有很多种,自己做的豆浆和在早餐店买的就不一定一样。

我们先要知道,可乐的问题在哪里。

可乐的问题

传说可乐有各种十分严重的问题,比如导致缺钙、骨质疏松、对咖啡因上瘾等,但是之所以把这些称为"传说",是因为它们多数是谣言。

我们来看看最常说的"可乐里面的碳酸会侵蚀骨头导致骨质疏松"。上过中学的人都应该知道，碳酸是一种弱酸，它的酸性完全不足以侵蚀骨头。碳酸就是二氧化碳溶解于水里形成的，而空气里就有二氧化碳，它们会溶解于雨水里，所以你去外面淋一场雨，那就是接受一次碳酸的洗礼了。

就算碳酸酸性真的很强，它也不可能侵蚀骨头，因为我们都是用嘴喝可乐的，是喝进胃里的，只要胃上没有洞，碳酸就没机会接触骨头。

那么，可乐对骨头就一点坏处都没有吗？

也不是，营养学学界对这个问题一直有争议。碳酸没问题，但是大部分人不知道的是，可乐里面是有磷酸的，磷可能会阻碍身体对钙的吸收，而且我们的牙齿是直接暴露在这些强酸下的，也有被腐蚀的可能。不过，除非你每天都把可乐当水喝，一天喝上很多瓶，否则这些问题都很小。相对于可乐来说，懒，待在家里不愿意出去运动才是导致骨质疏松的重要原因。

还有一个争议的内容是，有一些调查表明，在喜欢喝可乐的人群里，人们确实更容易发生缺钙的情况，据推测，出现这种情况的原因是：喜欢喝可乐的人往往不喜欢喝牛奶，导致钙摄入不足。

从这个角度来说，可乐确实会导致缺钙，不过豆浆也好不到哪里去，豆浆的钙含量只有牛奶钙含量的1/10，也是十分稀少，人如果大量喝豆浆，同样也会因为喝多了豆浆而不喝牛奶导致缺钙发生。

至于说可乐喝多了会导致对咖啡因上瘾，就完全是流言了。可乐里确实有咖啡因，毒品里也确实有一种成分叫咖啡因，但是两者的纯度完全不可同日而语，普通人喝500克酒精会中毒，但是如果喝1/10克就绝对不会有什么事。可乐里的咖啡因也是这样，浓度低得根本不可能让人上瘾，如果这也担心的话，还不如担心下那些浓茶，浓茶里面的咖啡因比可乐里的多多了。

但是，可乐的问题的确很大，其真正的问题在于它含有大量的糖。当然，这不只是可乐的问题，超市里卖的几乎所有的甜饮料，甚至包括多种凉茶、酸奶、调制奶在内，都含有大量的糖。可乐中含糖量有多少呢？一瓶550毫升的普通瓶装可乐里，就有超过55克糖。55克糖有多少呢？大概是12块常见的方糖。仅仅这一瓶可乐的含糖量就超过了推荐的一个人一天的糖摄入量。

豆浆也不一定那么健康

再来说豆浆，豆浆是将黄豆磨制后加入大量清水制成的，所以里面含有黄豆里的绝大部分营养素，虽然量不算太多——一杯250毫升的豆浆里面顶多有十几克的黄豆，但是不管从哪个方面说，豆浆都应该比可乐健康很多才是。

可惜，你在街上买的豆浆里绝对不会只有黄豆和水，否则那味道肯定没有那么美好。

现在街上有一些现做豆浆的店，你如果仔细观察过店员的制作方法，就会发现，他们在把豆浆倒入包装瓶之前，都会先往包装瓶里倒入很多很多的糖，多到我第一次看到的时候吓了一跳：底上满满的一层全是糖，那场面何其"壮观"！

其实，想想也能明白，黄豆本身是不甜的，水更不会是甜的，但是豆浆是甜的，那自然是放了糖了。而要让人感受到甜味，糖含量应该在5%以上，而如果能明显地感觉到比较甜的话，那糖含量应该在10%左右，这就跟可乐的含糖量差不多了。很多人喜欢喝豆浆而不喜欢喝纯牛奶，其实多半就是因为纯牛奶不甜不好喝。

不过不管怎么说，一般情况下，豆浆含糖量还是会比可乐的含糖量少一点的，而且比可乐多了一些有益的营养成分，所以，说豆浆比可乐健康，是基本没有问题的。

哪种可乐或豆浆最健康

等等，我们还忘了一样：虽然我们总是说喝可乐，但其实可乐并不都一样，就像可乐的牌子就有可口可乐和百事可乐等，而可口可乐这个牌子下也并不是只有可口可乐这一种可乐的，它至少还有零度可乐和健怡可口可乐——这两种可乐，出于健康考虑，都是不添加糖的，而是用一些甜味剂来产生甜味。甜味剂是不是健康的，人们还有不少争议，但是和糖含量过高的普通可乐比起来，零度可乐和健怡可乐就要健康得多了。

当然，可乐有很多种，豆浆同样有很多种。现在街上很多包装好的豆浆，你如果仔细查看配料表的话，就会发现，它们中的很多都同时添加了糖和甜味剂。我是不信这些生产豆浆的厂商是因为考虑到健康问题才添加甜味剂的，他们多半是因为甜味剂比糖便宜，所以才添加，属于歪打正着。因为甜味剂的甜味没有那么纯正，所以他们只能同时添加糖和甜味剂来调和甜味，也正是因为这样，这种豆浆里面的糖就少了很多。

还有一种豆浆，就是自己做的豆浆。这种豆浆应该是最健康的，因为我们可以选择完全不放糖。当然，这种豆浆也是最难喝的。

总体来说，比健康程度的话，无糖豆浆最健康，接着是无糖可乐，然后是甜豆浆，最不健康的是有糖可乐。

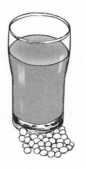

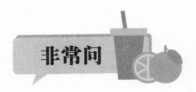

非常问

一辈子只喝可乐不喝水会死吗？

其实，极少有人会每天喝很多可乐而不喝水的。但地球大了，什么人都有，几年前有个新闻，还真报道了一个长达16年每天喝两升可乐而不喝水的人。她晕厥后被送往医院，她的这种极端的饮食习惯导致了她血液中的钾含量只有正常人的一半。

不过幸运的是，医生让她戒掉这个习惯后她就恢复正常了。

糖不能随便吃，那饭能随便吃吗

　　如果要评选一个对现在的中国人影响最多的主食，那大米饭一定是当之无愧的第一。仅仅依靠中国和印度等少数几个国家的产量，稻米就成为世界三大粮食作物之一。

　　在中国很多地方，一顿饭里可以没有蔬菜、没有水果、没有肉，但是绝对不能没有大米饭。对很多中国人来说，只有吃大米饭才叫吃饭，其他的都是配菜，不能做主食。哪怕是在以面食为主的北方（面食一般是使用小麦制作的），现在也有越来越多的人受到影响，逐渐放弃面食，改为大米饭。

米饭的历史

　　不过，虽然大米饭在中国是如此流行，但是中国人大规模吃上精细的大米饭的历史其实并不久，也就这么几十年的时间而已。当然，这并不是说中国人这几十年才开始种水稻。实际上，中国人很久以前就开始种植水稻了，考古学家在有七八千年历史的河姆渡遗址里就发现了水稻。

　　不过，以前的人吃的水稻和现代人吃的水稻是有点不同的，不同点就在于稻谷的外层。水稻的外层粗糙，不好吃，不够白也不好看，但是以前大家穷，粮食本来就不够吃，自然不会还把外面的去掉。但是随着经济的发展，人们生活水平的提高，人们对水稻的加工精度越来越高，水稻大约30%的部分都因为不好吃被加工掉了，只剩下里面大约70%比较细腻、比较白的部分，而这部分才是我们现在常见的大米饭。

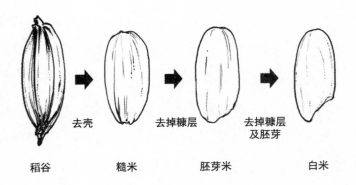

稻谷　　　　去壳　　　糙米　　　去掉糠层　　胚芽米　　　去掉糠层及胚芽　　　白米

　　让大众没有预料到的是，去掉粗糙的外层，大米饭是变得好吃了很多，但是随之而来的是灾难性的后果。

以米饭为主食，更易得糖尿病

2012年，哈佛大学的研究人员发现，吃较多的白米饭和糖尿病患病率升高有联系，特别是在中国人和日本人里面。当这条消息在社交媒体上出现的时候，大部分中国人的第一反应是：不信，骗人，胡说八道，中国人吃了几千年大米饭了，怎么会出现问题呢？

可是，大米饭还就真的出问题了，当然问题不在水稻上，而在那层因为难吃被我们去掉的外壳上。很多人不知道的是，这层难吃的外壳其实聚集了水稻里大部分的营养物质，精制的过程虽然让水稻变得更好吃，但是同时也让它流失了大量的维生素和矿物质，以及几乎全部的膳食纤维，只剩下大量的糖类。

维生素和矿物质，我们还勉强可以从配菜上吃回来，但是膳食纤维，我们很难从配菜里补回来。

中国对膳食纤维的推荐摄入量为每天30克左右，看上去不算多，但是约95%的中国人都达不到这个推荐量。中国人每天实际的膳食纤维摄入量大概只有13克左右，还不到推荐量的一半。除此以外，维生素B_1和B_2也有约80%的中国人摄入不足，而这些都大量存在于那层被我们去掉的外壳里。

膳食纤维是一种多糖，但是和普通的糖类不同的是，膳食纤维无法被我们的肠胃消化吸收，因此它也不能给我们提

大米的兄弟叫小米

63

供生命活动所需的能量。另外，因为它无法被消化，所以膳食纤维含量高的食物也就不大容易被消化，还会加大胃的工作压力。对于一些胃功能不佳或者急需能量的病人来说，膳食纤维就是垃圾，不摄入最好。因此，膳食纤维一度被认为是无营养物质，得不到重视。

可是，到了现代，随着经济的发展，我们极少有缺乏热量摄入的人，大多数人都是热量摄入过多、吃得太精细，所吃的食物大多很容易消化，在我们的胃里待不了多长时间就下去了，我们的胃很快就空了，于是我们就饿了……为了不饿，我们不得不吃下更多的食物，这让本来就很严重的摄入热量过多的问题变得雪上加霜。

同样因为容易消化，当我们吃下白米饭后，米饭里大量的糖类就会被快速地消化为葡萄糖进入我们的血管，然后我们血液里的血糖浓度就会很快地上升。为了让血糖降下来，我们的身体就需要分泌很多胰岛素来进行调节。如果总是这样动作剧烈，我们的身体就可能出现这样一种情况：虽然胰岛素分泌了很多，但我们的身体习惯了，没反应了。这种情况就叫作胰岛素抵抗。

还有一种可能是，长期高负荷的工作，导致分泌胰岛素的胰岛 β 细胞受损，调节能力下降。

据推测，胰岛素抵抗和胰岛 β 细胞分泌功能下降可能是导致糖尿病发病的重要原因。糖尿病发病的原因很多，人类现在也不清楚糖尿病发生的根本原因，我们现在的信息都是通过大规模的调查后得到的，不一定就是有因果关系的结论。在很多时候，我们只知道吃多了会导致什么结果，但是该结果具体的分子机制是什么，就没人讲得清了。

米饭吃多了容易胖

如果身体在餐后一直处于高血糖状态，还会出现另外一个问题：会增加脂肪的合成，会让我们变胖，而且往往胖在肚子上。

简单地说，大米饭吃多了容易胖。反过来，身体过轻的人往往米饭都吃得过少。

有些人会觉得："胖又怎么了？虽然我很胖，但是我很健康啊！"如果你看上去不胖，只是很重，那你确实可能很健康；但是如果你看上去就是胖，特别是肚子很大，那就要当心了，各种慢性病的发生都和肥胖有关系，比如糖尿病、高血压、冠心病等。

肥胖那么可怕，我们要怎么减肥呢？

减肥的方法说起来也是很简单的：减少吃进去的能量，增加运动消耗的能量。而最简单高效的方法就是——少吃甚至不吃白米饭。

非常问

身体稍微轻点好，还是重一点好？

　　身体只是稍微重一点或者轻一点，对我们的影响不会太大，但是如果一定要说的话，和大多数人想的不同的是，身体稍轻比稍重更糟糕。

　　不过，两者相差并不太大，比两者问题都更大的是：一个人很重，通过减肥变得很轻，然后反弹又变得很重，然后又减肥又变得很轻……这样让体重大范围波动，其实比一直超重更糟糕。

　　所以，减肥要慢慢来，不反弹才是第一要务。

不吃饭行不行

我的一个孩子，快7岁了，平时都蛮听话的——吃饭时除外，他每天最少要和我闹三次，分别是吃早餐的时候、吃午餐的时候和吃晚餐的时候。他偶尔还会闹第四次，就是在我不给他零食吃的时候。

孩子不吃饭怎么办（当然，这里的"饭"特指主食）？这大概是一个全国性的问题。百度搜索这个问题，找到了超过四千万个结果，如果搜索"营养学"，则只有两百多万个结果。其实，如果站在孩子的立场上，我也很能理解"不吃饭"的这种行为：你看，零食又香又甜很好吃，而米饭淡而无味，对比起来真是难吃得要死，让人一点想吃的欲望都没有。

那么，一个人如果只吃零食不吃饭行吗？

什么叫主食

首先，我们要知道，为什么有些食物会被叫作主食，有些会被叫作零食。人类还是原始人的时候，是没有这两个概念的。那个时候，物资匮乏，人们有什么能吃的就吃什么：热带地区植物茂盛，人们就主要吃素；寒带地区植物稀少，人们就主要吃肉。

一直到二十世纪初，因纽特人都还保持着只吃肉的习惯，天天吃烧烤不吃饭。当现代文明进入他们的社会后，他们才有了各种我们所说的主食，如面包、麦片、土豆之类的。

但是，主食引入的好处还没显现，坏处倒立马驾到——因纽特人的近视率大幅度上升。根据1969年的一项调查，11岁至40岁的因纽特人里，284人中有149人有近视眼，而41岁以上的131个因纽特人里，只有2人有近视眼。而究其原因，最大的可能性就是因纽特人改变了他们的食谱。

唉！那难道是全中国人都吃错了？不吃饭不但活得好好的，还有预防近视眼的作用，那么我是不是不应该批评儿子只吃烤翅不吃饭的行为，反而要鼓励他呢？大米饭很可能会让他变成近视眼。

这样的想法也对也不对。

其实很多中国人日常生活中说的主食，指的就是大米饭。

从世界范围来说，大米饭真的是一个很小众的东西，只有亚洲东南部地区的人讲究这个，而其他地方的人很少这样吃。你如果问不吃大米饭行不行，当然行，毕竟大部分人都不吃大米饭。中国人吃上现在这种精细的大米饭的历史也很短，而且已经逐渐发现了不少问题，比如上文说的大米饭太精细会导致糖尿病的发生等。不吃大米饭不但可行，而且是一种更健康的选择。

零食不能多吃

不吃大米饭并不意味着你可以靠吃糕点、炸鸡腿等过活。这些食物为什么好吃？因为里面加了很多糖和油，这也是它们被称为零食而不是主食的原因。在古代，即便是有钱人也不能长期把这些稀缺物资当成主要食物大量食用。因此，糖和油的难以获得，让人类对这类食品尤为喜爱。

但是到了现在，这些几乎是谁都吃得起的东西了，我们如果总是吃这些东西，就会摄入过多的糖和油——远远超过身体所需的糖和油。这很容易让我们变胖，从而导致各种问题的出现。不过，这也不是没有解决方法。因纽特人也摄入了大量的油脂，但他们拥有非常大量的运动，常年狩猎，一年到头不断奔波，过量摄入的油脂很快就被消耗一空，所以他们能维持不那么胖的身形（但他们没那么健康，纯肉食导致了缺钙，他们比一般人要矮得多，平均身高只有1.5米，而且很容易患骨质疏松症）。一般人可达不到这种运动量。

零食带来的问题不止于此，它们不但糖和油超标，其他的营养也极少，而且饱腹感不强，导致人们容易吃很多。变得很胖的同时又营养不良，这是最麻烦的事情。

不过，大家千万不要认为，吃零食不吃饭会这样，那就只吃饭不吃零食好了。不吃零食倒没问题，只吃饭同样会导致肥胖型营养不良。大米饭这个东西，也是典型的高热量、低营养的食物，人吃多了不但会胖还会缺乏很多营养。

那我干脆不吃主食也不吃零食行吗？就只吃水果、蔬菜、鱼肉这些健康食品。

还是不行，这些食品里的碳水化合物都很少，碳水化合物这个东西多了不好，太少了就更不好，甚至连大脑的思维能力都会下降，因为大脑主要就是靠由它消化产生的葡萄糖来供能的。如果更少还会发生酮症，让人无力、疲乏，呼吸都有股烂苹果味，严重的时候还会昏迷。

这饭，不吃会出事，吃也会出事，那到底应该怎么吃呢？

主食需要多样化

这里的关键就是，我们对主食的概念在认知上出现了错误，大多数人认为，只有大米饭才是主食，但这只是中国及周边国家的人的认识而已。世界上许多人是这么认为的："主食？那是什么东西？吃饭还要分那么清楚吗？一个汉堡下去不就饱了吗？"

实际上，所有以碳水化合物为主要成分的食物都可以叫主食，不管是大米饭还是月饼，不管是面条还是馒头。甚至是土豆、藕、莲子、绿豆这些平常被当作蔬菜或杂粮的食物都可以作为主食。这些另类主食里的维生素B_1、维生素B_2、钾、镁、膳食纤维等营养素远比大米饭里的多，大米饭可以说是比较差的主食之一了，也就比月饼之类的好一些。所以，不吃大米饭行不行？行！但是我们要找更有营养更健康的食物来代替米饭，用各种豆类、燕麦、小麦、大麦、荞麦、黑米甚至是山药、芋头来代替，而且不能像很多饭店一样往黑米粥里加很多很多的糖（黑米做得不好吃，就只能靠加很多糖来调味）。

饭吃得越多越好的年代早已过去，吃饱只是营养学里最基本的要求，对现在不愁吃穿的人来说，我们需要的更多。

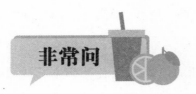

非常问

电视看多了会导致近视眼吗?

户外活动过少,高糖饮食,电视看多了(也就是对眼睛压力过大)……这些因素,虽然与近视也有关系,但是关系很小。古时候的因纽特人,经常在昏暗的油灯下补渔网,用眼过度的情况很普遍,但是得近视眼的极少。

虽然电视看多了不是你近视的主要原因,但是电视看多了容易导致干眼症的发生,这是一种比近视眼严重得多的疾病。

糕点、面食，是垃圾食品还是营养丰富

当我们没有太多时间或者精力来做一桌丰盛的大餐的时候，我们经常会煮点面条或者年糕。如果我们连煮点面条、年糕的时间都没有，那我们可能会吃点糕点或者面包之类的来填饱肚子。

这么多年来，中国人一直是这么做的，以至于我们形成了这样一种错觉：吃了那么多年的东西，怎么可能有问题呢？它们就应该没有任何问题才对。我们甚至还赋予了面食很多医疗上的作用，比如养胃之类的。

但是，它们真的没有问题吗？

食谱比食品重要

就像我们前面说的，营养学上其实并没有"垃圾食品"

的概念，一个食品是好是坏，并不能单独拿出来说，而要看其所在的食谱的好坏，否则就很可能得出方便面比米饭更有营养这样的结论。那么，糕点、面食一般在什么样的食谱里出现呢？

我们先说糕点，糕点所在的食谱，一般就包括两样食物：糕点、饮料。这两样食物拥有共同的特点：热量高，营养素种类很单一，主要由糖类组成。

这样的营养组成，很适合让那些干重体力活的工人或者饿久了的灾民补充能量，也能有效防止低血糖导致的昏迷。作为长时间没有进食后的应急食品，糕点和饮料其实是很好的。但是，现在国内干重体力活的人其实已经少很多了，穷得饭都吃不起、要饿死的人已经不多了，因此这样的营养构成自然就很不适合现在的绝大多数中国人。如果经常性地只吃糕点，很可能会让身体热量过剩的同时营养不良，即肥胖型营养不良。

相比起糕点，面条、年糕最大的不同在于我们一般不会只吃面条或者年糕。比如，阳春面在现在的中国已然不多见，我们一般会往面条里面加其他的食材，比如在大排面里加大排，在牛肉面里加牛肉，在鸡蛋面里加鸡蛋。这种做法让面条、年糕营养组成不至于那么单调，不至于只有补充热量的作用。

但是，我们平常做面条、年糕的方法其实也很难称之为健康。不管是大排面也好，牛肉面也好，一般情况下，主要的食材就是面，然后加一块大排或者一些牛肉，再加少许蔬菜。这样的一份面里，淀粉、蛋白质、脂肪是足量甚至超量的，但是纤维素、维生素、无机盐类要少得多，甚至是严重不足。那么，这样的营养组成适合什么样的人呢？答案是，这比较适合几十年前的国人。当时的人干的活比较重，平时吃不起肉，只吃得起蔬菜，于是逢年过节走亲访友的时候，主人家烧上这样一碗面条——如果客气一点，多加一些海鲜、蛋、肉之类的，这对于那个时候的国人可谓营养十分丰富了，简直能起到大补的作用了。

可是现在毕竟是二十一世纪了，多数国人不会有吃不起肉的问题，更多的问题是淀粉、蛋白质、脂肪摄入过量，而不是不足。我们平时的蔬菜、粗粮摄入量倒是低了太多。在这种情况下，在面条或年糕里加大量肉、蛋、海鲜和少量蔬菜的做法，就显得跟不上时代了，长期以这样的食物为食，难免会出现各种营养不良的情况。

把这种风格发挥到极致的面食，就是方便面了。一包方便面里，几乎全是面条，其他的配菜少得可怜。但方便面也有自己的优点：方便面一般是油炸的，所以拥有21%的脂肪含量，蛋白质含量也高达9.5%，虽然这些蛋白质质量很差，但是对于一些缺乏食物的人（比如灾民）来说，单纯的方便面比白馒头、纯面条、纯米饭营养组成要更优秀一些。毕竟他们不用担心脂肪超标的问题，也不用担心食盐过多的问题，对于他们来说，任何营养都是值得获取的。

如何做好方便面

如果有同学很喜欢吃方便面，那他要如何才能把一包方便面做得更有营养呢？

1.千万别配火腿肠，方便面里的盐已经够多了，不需要更多了。而且火腿肠的营养组成和方便面很类似，二者并不能起到互补的作用。

2.可以加一个蛋，补充蛋白质，再加250克左右的生菜来补充维生素、纤维素和无机盐。

3.调料包里盐太多，所以最好只放一半，甚至三分之一。

4.单单面饼里就有超过20克的脂肪，这已经接近一个人一天的脂肪摄入量了。所以要记得今天别再摄入太多的脂肪了。

5.吃包方便面都这么麻烦，干脆还是别吃了。

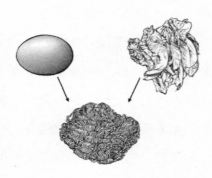

同样道理，如何把面条煮得更有营养呢？关键就是面少放一点，菜多放一点，现在的国人缺的一般是蔬菜的摄入量，而不是淀粉。

不过，很多时候，这个说起来简单，做起来并没有想象中的那么容易，特别是对于中小学生来说，做饭的一般不是自己，而是父母或者外面餐馆里的厨师。父母往往会担心你吃不饱，于是就下很多面。而外面的厨师呢，往往不理解什么叫少放，什么叫多放，你千叮咛万嘱咐的结果，大概就是碗里稍微多出几根青菜。

那么，如果排除配菜的影响，单单考虑面条、年糕本身，它们适合现代人作为主食长期食用吗？

答案依旧是否定的。我们吃的绝大多数面条、年糕是由细粮制作而成的，在制作的过程中已经流失了大量的纤维素和维生素，虽然口感变得更好，也更容易消化了，但是营养价值大大降低了。

对于以前的人来说，这些精细的食物很是难得，那个时候人们的食谱里充斥着大量各种难吃的粗粮，饮食结构里从来不缺乏纤维素，大量纤维素的摄入更是给人们的胃造成了一定程度的负担。而饥饿、缺少热量才是人们面临的更大的问题。面条、年糕这些体积小且热量高的食物可以说是难得的补品，面条更是因为比粗粮易消化而获得了"养胃"的美名。

归根结底，错的不是面条，而是人们并没有意识到这个世界会变化得如此之快。

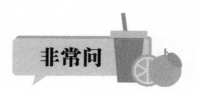

非常问

方便面在 32 小时内都难以消化？

我很希望方便面有这个功能，这样在吃完方便面后的32小时之内，我都不会感觉到饥饿了，减肥就没那么难了。可惜的是，不管是方便面还是普通面条，两三个小时后基本都被消化完了。

甜甜的杀虫剂

二十世纪七十年代的时候，英国一家叫泰莱的食品公司，和英国伊丽莎白皇后学院的一位学者合作，研制新型杀虫剂。也不知道到底是谁想出了一个奇怪的主意，他们选择了用蔗糖作为原料，来研究新型杀虫剂。

其中有一个实验品，是给蔗糖分子加上了三个氯原子。氯原子也许大家平时很少接触，但是由两个氯原子构成的一种气体——氯气，是在初中化学里经常被提到的一种气体。氯气是一种黄绿色的、有强烈刺激性气味的、有毒的气体。也许是因为氯气是常见的有毒气体，所以那位学者才想出用这个方法来制造杀虫剂。

蔗糖分子加上三个氯原子以后的产物，就叫作三氯蔗糖。实验品制造出来以后，自然需要测试，毕竟氯气有毒并不意味着三氯蔗糖是有毒的。

英语水平太差可能会要命

一般来说，大科学家是不会亲手去做所有实验的，特别是这种重复性的验证实验，既麻烦技术含量又不高。他们往往会招很多的学生，一边教导学生，一边让学生帮自己做这种技术含量低一些的实验。这个学者手下，有一个印度学生。众所周知，印度人的英语口语往往有很重的奇怪口音，同样的英语单词，从他们口中说出来和从英国人口中说出来简直就是两个词。所以，当这个学者让他的印度学生去测试（英文是"test"）这个样品的时候，他的印度学生很悲剧地把这个词听成了"taste"（"品尝"之意）。

我们不得不佩服这个印度学生的拼命三郎精神，他们研制的可是杀虫剂啊，这个印度学生虽然迟疑了一下，但是竟然也没说什么，就照做了：他真的用自己的舌头去舔那个杀虫剂样本。

"好甜！"他吃惊地发现，那个准备做杀虫剂的样本竟然很甜，甜得一塌糊涂，简直就像是同时把无数的糖塞进嘴巴里一样。

最后，这个杀虫剂的研制肯定是失败了，但这个发现让他们的东家泰莱集团欣喜若狂：三氯蔗糖非常甜，甜度甚至是普通蔗糖的600倍，也就是说，平时需要加60克蔗糖的地方，现在只需要加0.1克三氯蔗糖就够了。蔗糖的量减少这么多以后，不但人摄入的热量可以忽略不计，而且细菌也无法利用这么微量的物质来繁殖，人自然也不会因为吃多了而患上龋齿。所以，只要能证明三氯蔗糖是安全的食品就行了。然后，这一证明，就证明了近三十年，一直到二十世纪末，各国才开始陆续给三氯蔗糖发安全证书。

吃饭不洗手的科学家

其实在这之前，人们已经将不少尝起来非常非常甜的东西投入了生产，比如在十九世纪就被发现了的糖精。

糖精的发现也是各种违规操作的结果，其发现人是俄国人康斯坦丁·法赫伯格，当时他正在美国的一所大学实验室里研究煤焦油——煤炭的一种衍生产物。这个人不讲卫生到了令人发指的地步，他做完实验竟然不洗手，做完实验不洗手也就算了，吃饭之前竟然还不洗手，吃饭不洗手也就算了，他吃饭竟然是直接用手抓的，既不用筷子也不用叉子……就这样，有一天，他发现：为什么今天的菜都这么甜啊？然后，他发现不是菜甜，是自己的手甜。

之后，这个科学家又做了一件疯狂的事情：他竟然回到了实验室，把在那次实验中用到的各个容器里的物质都舔了一遍，他也不怕中毒！最后，他发现一种被他命名为邻苯甲酰磺

大米的兄弟叫小米

酰亚胺的物质特别甜，比蔗糖要甜无数倍！这种物质现在就被称为糖精。

最开始的时候，糖精几乎被认为是"包治百病的良药"，被添加到各种食品里面。但是，作为一种人工合成的食品，糖精的安全性也随着它的流行逐渐受到了质疑。之后，科学家们做了一些有关动物的实验，比如，给老鼠超大剂量的糖精——那个量是人类绝对无法摄入的量，结果发现老鼠患膀胱癌的概率上升了。1977年，加拿大禁用了糖精。美国也在糖精的包装袋上加上了"警告：有害"的标志。美国没有禁用糖精，是因为政府收到了数万封反对的信，反对禁用的主要理由是：因患上糖尿病而无法吃糖的人和想通过低糖饮食来减肥的人只能靠糖精来获得甜味。

这个争议一直到2000年左右，也就是十几年前，经过大量的研究以后，当时的美国总统克林顿才签署法令，收回了对糖精的"有害警告"，认为在正常摄入量下糖精是安全的。不过，糖精的辉煌再也无法重现了，因为这个时候已经有新的更好的比如甜蜜素和阿斯巴甜之类的代替蔗糖的物质出现了。

不过围绕着这些代糖，依旧争议不断。网络上不时就会爆出各种文章，认为这些代糖有各种问题，但这些都被美国和欧盟的食品管理局所否定。虽然没有证据表明这些代糖有害，可相比食用蔗糖，食用这些代糖到底有没有好处，却也是证据不足。

唯一可以肯定的是：虽然代糖带来的好处人们尚无法用充足的证据证明，但相比有明显坏处的蔗糖，人们还是应该优先选择代糖。当初人们反对糖精的一个理由是糖精缺乏营养，但对于现在营养过剩的人来说，这一点反而成了优点。

代糖并不完美

令人遗憾的是，虽然从原理上讲，代糖没有热量，不应该让人发胖，但实际的调查表明：把含有蔗糖的可乐换成使用代糖的可乐并不能阻止你变胖。其中的原因，可能跟我们的大脑有关：代糖虽然在甜味上骗过了我们的大脑，但它不能提供热量，大脑感受到甜味后发现并没有对应的热量摄入，于是反射性地让我们产生吃更多高热量食物的欲望，最后导致我们变胖。

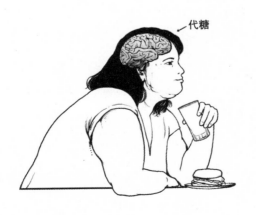

代糖

代糖最大的问题其实还不是这个，最大的问题是代糖的甜味和蔗糖的甜味并不一样，很多人无法接受代糖那特殊的甜味。

解决方法是：把不同的代糖混合起来使用。中国版的零度可乐就是把安赛蜜和阿斯巴甜混合起来使用的。而很多乳类饮料产品，比如营养快线，则是把甜味剂和蔗糖混合起来使用，这就和蔗糖的口感非常接近了，但缺点是你依旧要摄入蔗糖，尽管蔗糖的量少了一半左右。

相对来说，三氯蔗糖的甜味要比糖精、甜蜜素这些代糖更接近蔗糖，后来泰莱公司就依靠这个推出了新产品。不过搞笑的是，因为三氯蔗糖一次使用量太小，无法包装，泰莱公司竟然往里面加麦芽糊精和葡萄糖来增加体积，这就导致三氯蔗糖的优势大打折扣。

非常问

无糖可乐和无糖口香糖会导致牙齿出问题吗？

　　无糖口香糖不但不会导致出现龋齿的问题，反而对保护牙齿还有一定好处，但是无糖可乐对牙齿只有坏处。实际上，可乐里侵害牙齿的并不仅仅是糖分，还有磷酸。所以，不管喝什么可乐，都最好使用吸管，以保护牙齿。

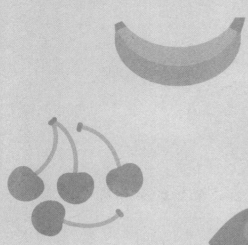

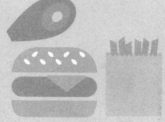
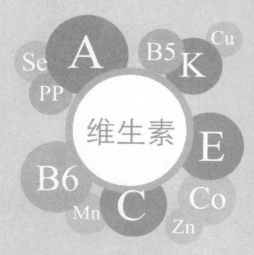
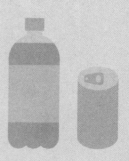

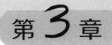

第 3 章

杀机！
吃错了会死吗

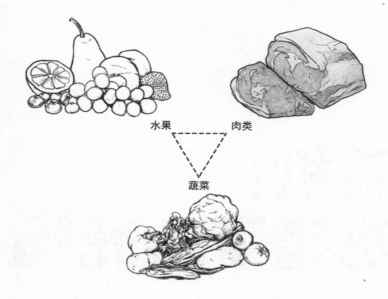

水果　　　　　肉类

蔬菜

VC和虾同吃能毒死人吗

　　民间传说，吃虾的时候是不能吃一些富含维生素C的食物的，否则它们就会生成砒霜毒死食用者。这是真的吗？

　　和其他的"某某食物和某某食物不能一起吃"不同，这个民间传说其实并不是来自国内，根据美国专门辟谣的一个网站——Snopes的考证，它最早出现在2001年的一封垃圾邮件里。邮件里说，有一个来自台湾的案例警告大家，不要在吃维生素C的时候吃虾，否则你就会死于砒霜中毒。

　　为什么人在吃维生素C的时候吃虾会因砒霜中毒而死？邮件里并没有说明。这个民间传说在传播的过程中，内容逐渐发生了改变，细节变得更加丰富，因此也更有说服力。新的传说里会抬出美国芝加哥大学的名字，然后说那儿的研究员发现，虾这些海鲜体内含有大量的五钾砷化合物，这种东西本来是没有毒的，但是如果你同时服用了维生素C，那么维生素C就会和五钾砷化合物发生反应，生成有毒的三钾砷，也就是砒霜。

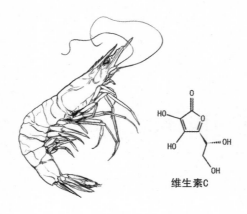

维生素C

　　你如果上网搜索一下"三钾砷"和"五钾砷"这两个名词，就会发现它们基本只出现在"虾和VC不能同吃"的流言里，在其他地方难以找到。这两个词应该是"三价砷"和"五价砷"的误写，而砒霜里的砷也确实是三价砷，以三价砷来指砒霜倒没什么问题。

　　那么，虾之类的海鲜里是不是真的含有大量的五价砷化合物呢？不是的，虾里的砷大多是以有机物的形式存在的，只有不到4%的砷是以无机物形式存在的——其中包括多数五价砷与少量三价砷。

　　如果不考虑大规模投毒或者砷污染，那么在正常情况下，虾里的这些无机砷是不能超过0.5毫克／千克的，这是国家规定，超标了的海鲜不能卖。而砒霜要想毒死一个成年人，最少需要75毫克的砷，就算我们吃的都是达到标准上限的被在一定程度上污染过的虾，那也需要吃足足150千克的虾才能被当场毒死。

当然，你也可以说，那要是吃了砷含量超标100倍甚至1000倍的虾呢？如果真出现这种情况，那还是直接报警吧，这就是故意投毒杀人了。

有趣的是，还真有科学家研究过维生素C和海鲜能否同食这个问题，研究者来自伊利诺伊大学。这项研究成果被芝加哥的一份报纸报道过。报道说，海鲜里的五价砷和维生素C反应生成有毒的三价砷是很可能会发生的（到这里为止，该研究成果还和流言里所说的很像），但是其剂量并不足以让人中毒，研究者从一开始研究的就不是其可能导致的急性中毒的方面，而是长期这样摄入是否会有致癌风险。

其实，谣言的编造者不知道的是，我们日常生活中砷的主要摄入来源，并不是海鲜，而是大米、面粉等，但如果编造一个维生素C和大米饭不能同吃的谣言，那是很容易被戳穿的，因为很多人每天都吃大米饭，吃大米饭的同时再吃个富含维生素C的水果也是很常见的事情。

食物相克不靠谱

在我们身边流传的那些"某某食物和某某食物不能同吃、会相克"的说法，大多指的是一些不大可能放在一起吃的，甚至本身就不常见的食物，比如鸡肉和菊花相克，菠菜和

大米的兄弟叫小米

牛奶相克……正常人根本不可能把这些放在一起吃。那么，食物相克是真的吗？

研究食物相克的实验并不少，而且很早就有了。早在1935的时候，我国的科学家郑集就收集了184份有关食物相克的名单，并且针对其中在日常生活中常见的14份进行了实验。结果是，不管是拿动物做实验，还是郑集和他的同事亲自上阵尝试，都没有出现任何异常。近年来，中国营养学会也和哈尔滨大学、兰州大学合作研究过食物相克的问题，有一百多名志愿者参加了这场实验，结果也没有出现任何由食物相克导致的问题。

既然食物并不会相克，那么为什么那么多人说这个和那个不能同吃呢？

根源在于，人们喜欢给事情的结果找一个简单的解释。如果某天有个人吃了虾，然后拉肚子了，那原因可能很多，比如，虾受到了严重污染，虾不新鲜了，这个人这天正好得了肠道疾病，等等。但是，拉肚子的人会在心里琢磨："我昨天吃了虾为什么没事？前天吃了也没事啊，为什么就今天有事呢？今天有什么异常呢？对了，今天好像还吃了橙子，橙子里好像有维生素C……那肯定是因为虾和维生素C相克了。"就这样，大家都抱着"宁可信其有，不可信其无"的态度，把"虾和维生素C相克"这一说法给流传开来了。

这样的穿凿附会其实有很多，比如，螃蟹和柿子不能同吃。这其实是因为生柿子吃太多容易导致肚子痛，而螃蟹容易受到污染，也会导致肚子痛。碰到这些情况，你不管同吃不同吃，都会肚子痛。再比如，橘子和牛奶同食会拉肚子。其实我国很多人都会患一种叫"乳糖不耐受"的病，这种病会让我们在大量喝牛奶的时候拉肚子，不管是否和橘子同食。

那么，难道所有的相克都是假的吗？就目前来看，是的！到目前为止，我们还没有发现一起真的是因为食物相克而生病的案例。地球上有六七十亿的人口，我们每天都在吃各种东西，任何可能的食物组合都可能被人尝试过，但我们还是连一起确定的食物相克的案例都没有找到，所以只能说，食物相克是假的。

药物相克很常见

不过，"食物相克是不存在的"并不意味着相克不存在，很多药品之间，以及一些药品与酒之间，就会发生很严重的相克，比如在吃很多药的时候喝酒，就可能发生双硫仑样反应，严重的时候甚至可能导致患者死亡。所以，吃药的时候以及停药后一两周内，我们都需要禁酒。

非常问

吃药的时候能不能喝果汁？

　　很多人都知道吃药的时候不能喝酒，但是绝大多数人都认为吃药的时候能喝果汁。虽然多数水果并不会和药物相克，但是西柚是一个例外，很多药物都和西柚相克，在服用这些药物期间，最好避免进食西柚或者西柚汁。

重金属中毒，潜伏在我们身边的杀手

大约在1953年，在日本熊本县水俣湾，发生了一些奇怪的事情，那里的猫莫名其妙地抽搐、发疯，甚至是跳崖自杀。没有人知道这些自杀的猫到底是怎么回事，只能给这种现象起了一个特殊的名字——猫舞蹈症。

汞中毒

但是，接下来的事情让人们再也无法淡定了，如果这种症状只出现在猫身上还好，可水俣湾的人也逐渐开始出现了同样的症状。患者神经系统受到了侵害，轻者口齿不清、步履蹒跚、手足麻痹、面部痴呆，重者精神失常，和发疯了一样地兴奋、尖叫，或者一睡不醒，更严重者则走向了死亡。人们完全不知道为什么会出现这种情况，只能称它为"怪病"。而且，水俣湾里不但人和猫，连鱼和鸟也相继被发现发生了病变。人们不能够再捕捞鱼虾，在有的地方，甚至猫都死光了。

1956年，这种病被正式命名为水俣病。

后来，人们才发现，这多起怪病，竟然是由在几十年前建成的氮肥厂转产造成的。这家氮肥厂在1949年开始生产氯乙烯，之后产量不断上升，而生产产生的废水，在没有被处理过的情况下被排入了水俣湾的海水里。这些废水里，还残留着生产氯乙烯所用的大量含汞的催化剂。这些汞被鱼吃下去后就在鱼的体内富集起来，而猫、鸟、人吃了这些被污染的鱼肉以后，最终得病。

水俣病让工业污染以极具冲击性的方式进入公众的视野，当时水俣湾的汞含量，毒死全部日本人两次都有余。一直到现在，水俣病还被认为是世界上最严重的环境污染灾害之一。

不过，幸运的是，虽然中国的环境污染问题也好不到哪里去，但是水俣病这种怪病在中国几乎不可能发生。一方面是因为中国开始发展经济的时候，人们已经认识到环境污染的巨大破坏作用，或多或少都有一些收敛，所以中国大多数河鱼的汞含量并没有超标（也有例外，比如贵州万山矿区河流和东北第二松花江流域里的鱼汞含量就曾超过国际标准的三倍）；另一方面则更为重要，中国人很少以鱼为主食，因为吃的鱼少，所以就算身处污染区，我们从鱼体内摄入的汞其实也不多。就算是万山矿区里的居民，每天从鱼里摄入的汞也是极少量的，并不会造成什么危害。

中国人吃鱼少，可吃米饭多，而水稻是一种容易富集汞的作物。同样是在万山矿区，当地人从水稻里摄入的汞比从鱼肉里摄入的多出近百倍。万山矿区大约有三分之一的人汞的摄入量是超过了美国环境保护署发布的安全标准的。

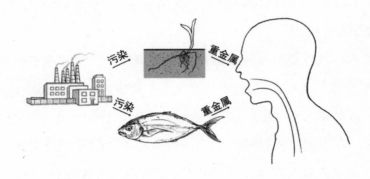

污染　重金属

污染　重金属

汞中毒虽然离大部分中国人比较远，但是会让人中毒的重金属很多，并不是只有汞一种，比如痛痛病也是一种由重金属慢性中毒导致的疾病。

镉中毒

痛痛病的历史比水俣病更久远，它起源于二十世纪初的日本富士县。二十世纪初期，人们发现当地的水稻一直生长不良。到了二十世纪四十年代，当地许多人出现了骨软化、骨质疏松、骨折等症状，严重的患者甚至连咳嗽都会导致骨折。患者因此进食困难，全身疼痛，甚至有人因为无法忍受疼痛而自杀，所以这种病就被称为痛痛病。

这是很典型的慢性镉中毒事件，主要原因是三井金属矿业公司神冈炼锌厂的废水污染了耕地土壤，导致该地所产稻米镉含量超过1毫克/千克，而当地人长期食用这种稻米。患病的258人里，最终有128人死亡，死亡率接近50%，而且死者主要是老年妇女。

这可以说是慢性镉中毒最严重的事件了，之后没有发生过更严重的，我国也没有发现有人患上痛痛病。一般情况下，慢性镉中毒并不会致死，只是会破坏人的肾脏和骨头。但可怕的是，在中国，慢性镉中毒比一般人想象中的要严重得多，多年前就有媒体曝光，广州超过40%的大米镉超标。2002年，农业部稻米及制品质量监督检验测试中心曾对全国市售稻米进行安全性抽检，结果发现镉的超标率是10.3%。这次抽检还发现：稻米里重金属铅超标非常严重，超标率超过了28.4%。2007年，南京农业大学教授潘根兴的研究也表明，中国10%左右的市售大米是镉超标的。

10%是平均数字，这就意味着在污染严重的区域，大米镉超标率会远超10%，比如一份对南方某地的调查表明，当地大米镉超标率为29.2%，具体到某家工厂周围，大米镉超标率达到了100%。

对大部分中国人来说，大米不能不吃，但是谁也不知道自己吃的大米是不是被严重污染过的，在这种情况下，我们要如何保护自己呢？

1.其实大米并不是非吃不可的，从营养学的角度看，精制的大米饭并不是一种富含营养的主食。它除了容易消化（其实对一般人来说，这反而是劣势，大米比粗粮容易消化的结果是它比粗粮更不抗饿）以外，并没有其他的优势。所以，你如果能接受不吃米饭的话，那最好就是戒掉米饭，改用各种粗粮作为主食。

2.如果一定要以大米饭为主食的话，那就尽量换着各种牌子的大米吃，并不是吃了重金属就一定中毒，长期摄入超标才会产生有害结果，所以我们只要不断换不同产地的大米吃，那就不大可能连续吃到重金属超标的大米，从而避免长期摄入某种重金属。

当然，最根本的方法还是治理污染！

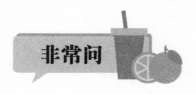

鱼好可怕，那为什么父母还让我们吃鱼？

　　中国人的饮食习惯决定了我们极少吃太多鱼。而相比猪肉，鱼，特别是海鱼，是健康得多的肉食，高蛋白、低脂肪，深海鱼更是富含鱼油。不过，海鱼比河鱼面临着更严重的重金属污染问题。所以一般建议是：每周最少吃两次鱼，孕妇和少年儿童则应适当减少摄入量，以规避重金属中毒的风险。

便秘会死人吗

　　春秋时期的晋国，有一任诸侯名为晋景公。相传有一天，晋景公做了噩梦，梦见有一个厉鬼骂他是无道昏君，还不停追赶他、打他。晋景公被吓醒了以后就大病一场，他认为自己生病是厉鬼造成的，因此找来一名巫医给自己占卜。传说那名巫医很厉害，算得很准，于是晋景公就问巫医自己可以活多少岁。

　　巫医回答："小人冒死直言，主公得了这病，恐怕吃不到明年的新麦了。"

　　到了第二年的这个时候，晋景公还没死，于是他就又把那个巫医找了过来，指着新麦说："你说寡人吃不到新麦，你看这不是新麦吗？"说着就命人把那个巫医推出去砍头了。

　　晋景公正要吃麦粥的时候，突然感觉到肚子胀，要大便，于是起身上厕所。晋景公有便秘的毛病，所以大便的时候必须很用力才行。他大概还有心脑血管疾病，这一用力就脑出血了，站立不住，竟然跌入厕内粪池而死。《左传》记载，晋景公"将食，胀，如厕，陷而卒"。

这则传说可信度到底多高谁也不知道，但是晋景公作为历史上第一个殉难于厕所里的帝王，确实是死得蹊跷。

危险的憩室病

那么，长时间的便秘真的会死人吗？

一般来说，便秘是不会严重到死人的地步的，但是长期严重的便秘就不一定了。

便秘的时候，大便在肠子里往往会存在很长时间，因为时间太长，大便里的水分会被大肠重新吸收掉，大便就会变得又干又硬，很难出来，因此便秘患者在拉大便的时候就会给予肠子一个很大的压力。肠子的厚度并不是均匀的，有些地方会比较厚，有些地方会比较薄，当肠子承受的压力长期都比较大的时候，薄弱处就会受不了，结果在肠子表面膨出一个小包——憩室。

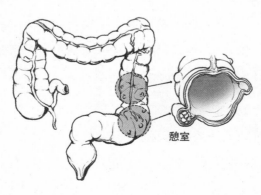

憩室

大嚼科学
营养卷

憩室本身问题不大，多数人就算得了也没什么感觉。但是有时候，粪便从肠道经过时，一不小心会钻进憩室里。如果这个憩室开口又比较狭小，那粪便就可能被困在里面出不来，变成干硬的小粪块，不断刺激憩室内的黏膜，导致慢性炎症。

如果这个小粪块刚好挨着血管，还会引发出血。如果某人运气够差，小粪块挨着的是一根动脉血管，那就会引发严重的大出血，血会像水龙头里的自来水一样流出来。这时候，这个人如果能被及时送往医院救治，还能被抢救过来，否则就会有生命危险。

如果这个小粪块磨穿了肠壁，就会导致肠穿孔，大肠里的粪便就会进入腹腔里引发炎症，严重起来，这也是会要命的。

幸运的是，和西方人相比，中国人得憩室病的概率比较低。以60岁的人为例（憩室症在老年人中间比较高发），西方人患病的概率约为30%，中国人估计只有9%左右，远低于西方人。为什么中国人得病率要低那么多呢？很可能是因为中国人比西方人摄入了更多的膳食纤维。和西方那些天天吃肯德基、麦当劳的人相比，中国人摄入的膳食纤维要多得多。另外，二十世纪西方社会出现憩室病的高发期，也跟工业发展后，他们在饮食里使用大量的精制面粉和精制的糖代替了以前的粗粮有关——这正是中国人现在所经历的。在同一时期，落后的非洲大陆上却从来没有出现过一例憩室病。近年来在美国，随着这种饮食文化的发展，甚至很多年轻人也患上了这种老年病。

便秘改善方法

首先，最重要的是改变饮食结构，多吃高膳食纤维的食物，包括蔬菜、水果等。膳食纤维可以促进肠道蠕动，降低排便时肛门周围的压力。

不过，蔬菜、水果里的膳食纤维是很难满足人一天的需求的。以常见的大白菜为例，100克大白菜含有膳食纤维0.8克，如果只靠吃大白菜来满足一天30克左右的推荐膳食纤维摄入量，那我们需要吃超过3千克大白菜，一个人就算不吃其他任何东西，也不一定吃得下这么多的大白菜吧。所以，我们主要的膳食纤维来源，还是粗粮。以现在很流行的燕麦为例，100克燕麦片里有5.3克的膳食纤维，只需要500多克的燕麦就能满足我们一天的需求了。

但要注意的是，膳食纤维无法被消化吸收，所以在一定程度上会加重胃的负担，这对正常人来说不是问题，但对本身有胃病或者做过消化系统手术的人来说，可能会导致胃部负担过重。这类人可以把粗粮和精细的大米饭混合起来吃，以减轻胃部的消化负担。而对于胃部正常的人来说，不吃大米饭、年糕、面条，全吃粗粮，也不会有问题。

当然，和其他所有的营养元素一样，膳食纤维也不能摄入过多，一般每天不要超过35克，太多了容易导致胃胀气。

除了改变饮食以外，还要养成主动、定时的排便习惯，让身体到了某个时候自然而然就产生排便的欲望，一开始哪怕那个时候你不想排便，也可以去厕所蹲下，来养成习惯。另外，多喝水、多运动、有便意的时候不要憋，让一切顺其自然，也是缓解便秘的方法。

　　有些人会用泻药来解决便秘问题。虽然泻药可以解一时之急，但如果长期服用泻药的话，就会产生依赖性和耐药性：不吃就排不出来，吃了也排不出来，除了肚子痛以外你一无所得。

　　如果便秘实在太严重，怎么都排不出来的话，我们还可以选择去医院灌肠，彻底清理肠道的各个角落。不过灌肠说到底也是一个治标不治本的方法，我们总不能每次大便都去医院吧。

大米的兄弟叫小米

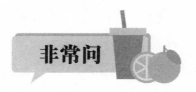

非常问

草看上去纤维又粗又多，那能靠吃草来补充膳食纤维吗？

理论上来说，应该可以，但实际上没人这么干。

一方面，草比燕麦之类的粗粮难吃多了，不但难吃，还容易磨破口腔黏膜。

另一方面，很多看着无害的草对人而言可能是有毒的，就算自身无毒的草，也有农药的残留问题——维护草坪的人可不在乎草的农药残留会不会超标。

水喝多了也会死人

2007年1月，在美国的加利福尼亚州，有一家调频电台——萨克拉门托KDND举办了一场名为"为游戏机而战"的喝水比赛。比赛要求参赛者在15分钟内尽可能地多喝水，同时不能去厕所。比赛的奖品是一台最新的Wii体感游戏机。

28岁的詹妮弗·斯顿其有三个小孩，她的孩子对这台游戏机很感兴趣，为了孩子，她参加了这个活动。当别人喝了五六瓶水后都放弃的时候，她却坚持了下来，连她自己都忘了自己喝了多少瓶水。

她最终获得了冠军，并且将游戏机抱回了家。但几个小时以后，这位幸运的获奖者离奇地死于家中。验尸报告显示，詹妮弗·斯顿其是因为在短时间内喝水太多，导致水中毒而死的。为什么水喝太多了也会死人呢？

水，生命之源

大家都知道，人体内约三分之二都是水，所以水对我们来说无比重要。人类在只喝水不吃饭的情况下，能撑上接近一个月，但是如果不喝水也不从食物中摄入水分，那最多只能抗一个星期，体质差一些的，可能三四天就死了。水对于我们是如此重要，以至于几乎所有的原始文明，都起源于大江大河边上，比如两河流域、黄河流域等。

人体内的水可以分成两种不同的类型：自由水和结合水。结合水是已经和细胞结构完全结合在一起的水，无法流动。在人体内占主体的水，是可以自由流动的自由水，它是良好的溶剂，可以溶解很多的营养物质和其他化合物。它们会带着这些东西流向人体的各个部位，把营养物质带去给需要的部位，并把这些部位产生的废物带到肾脏后排出体外。

健康人的肾脏在正常情况下，每小时可以排出800-1000毫升水，所以如果你喝水的速度比这个慢，那就没有什么问题。实际上也很少有人会在一个小时之内喝下超过1升的水。

除了参加喝水比赛的人。

过量喝水有致命风险

对于想在喝水比赛里求得胜利的人来说，别说一小时，他们在十几分钟内就会喝好几升甚至上十升的量，他们的肾脏就会来不及排出水，大量的水就会留存在血管里面，把血液稀释掉。他们如果没有同时补充盐分的话，那就会造成血液里盐分的比重降低。这样一来，细胞会变得更容易吸水，血管里大量的水就会进入细胞内部，让细胞膨胀成球。

对于一般细胞来说，这问题并不大，大多数的细胞之间是有空隙的，膨胀的结果只是把这些空隙填满了而已，但是对于神经细胞来说，这是灾难，真正的灾难。

我们大脑里的神经细胞之间几乎是没有空隙的，神经细胞都是紧紧集合在一起的。就像是上班高峰期的公交车一样，里面人与人之间的空隙极少，这个时候如果里面的人各自都开始膨胀起来，那画面就会残忍得让人简直无法直视。我们把大脑中的这种现象称为"脑水肿"，也就是脑组织膨胀，导致大脑自身受损。

因为大脑不但控制着人的思维，还控制着人的呼吸过程，所以脑组织受损的结果就是人会昏迷、呼吸受到抑制，严重的情况下人甚至会死亡。可怜的詹妮弗·斯顿其就是因为这个，在回家以后出现异常的呕吐现象，头痛欲裂，最终死亡。

当然，正常人喝水喝死的毕竟不多，有记载的也就这么一位。但是，血液里进入的水分太多或者其他因素，导致血液里的盐分减少，从而导致的低钠血症是较为常见的。医生经常会碰到这样的病例，人们患病以后会软弱乏力，恶心呕吐，腹部绞痛，嗜睡，神志模糊，直至昏迷甚至死亡。

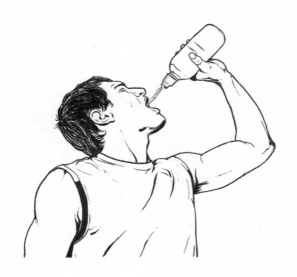

　　导致低钠血症的因素是多样的。著名医疗类美剧《豪斯医生》中，就出现过一个病例，患者有严重的低钠血症，但医生怎么也找不到病因。最后，豪斯在偶然之中发现，病因竟然是患者每天都喝下十几升的可乐，这些可乐冲淡了血液里的盐分，导致了致死性的低钠血症。不过，每天都喝好几大瓶可乐的人在现实生活中还真是极少见。

喝大量可乐可能会导致低钠血症，做大量运动也是导致低钠血症的重要因素之一。

剧烈运动的时候不要大量饮水

人体内有一种激素，叫作抗利尿激素，这种激素的主要作用就是告诉肾脏要"不排水，多储水"。一般来说，人在喝水多的时候，抗利尿激素会减少，肾脏就会多排水，而在喝水少的时候，抗利尿激素会增多，肾脏就会多储存水。

但是，有时候这种机制会出问题，比如在运动的时候，压力会让身体分泌大量抗利尿激素，以多储存水。这其实也可以理解，压力大的时候一般是重要的时刻，这个时候如果我们突然尿意来袭，甚至无法忍受，那我们到底是先去追羚羊呢，还是先去撒尿呢？先撒尿就会失去午餐，先追羚羊就要忍受着尿意，跑不快。

所以，我们在跑马拉松的时候，肾脏的排泄功能会在激素的作用下大减，从每小时可以排出1000毫升下降到100毫升，以防止出现上述的两难的问题。

但是，另一个问题就来了。我们以前很难做到既追羚羊，又找水源，更不可能随身带着瓶装水，渴了大概只能忍着。可现在我们有瓶装水了，在跑马拉松的时候，到处是桌子，上面放着随手可取的瓶装水。这个时候，我们如果感觉口渴，那要不要喝水呢？该怎样喝？

我们如果大量喝水，很容易就会喝过量，导致身体里储存了太多的水而无法排出，出现各种各样的不舒服的情况。所以，不要一次性地大量喝水，而是多次喝，每次适量补充水分。这样既能预防因身体缺水导致的脱水，也能预防低钠血症。你如果觉得这样做很难，那也可以喝运动饮料，运动饮料里面会人为地添加大量的盐分，来防止你患上低钠血症。

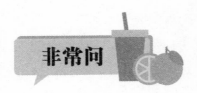

非常问

既然运动饮料可以预防低钠血症，那我一直喝运动饮料行吗？

为了补充运动消耗的能量，运动饮料里加了不少的糖和盐。没有进行运动的人如果喝了大量运动饮料，就很容易导致糖摄入过量，增加患肥胖症、龋齿等的风险，也容易盐摄入过量，增加患心血管疾病、骨质疏松等的风险。

不过，一般来说，运动饮料的含糖量远远比不上可乐（比如常见的脉动饮料含糖5.5%，远低于可乐），所以偏爱可乐的人如果能用运动饮料来代替可乐，那还是有一点点好处的。

只吃肉会死吗

　　很多小孩都有这样一个饮食习惯：喜欢吃各种肉食，而对蔬菜畏之如虎，一点都不想吃。我经常见到这样的学生，他们把午餐盘里的肉挑出来吃掉，而把所有的蔬菜都倒掉。

　　那么，如果长时间这样吃，身体能够承受得了吗？我们为什么一定要去吃那没有肉好吃的蔬菜呢？

　　其实在中国，只吃肉是不大可能的事情，因为我们的主食并不是肉，我们的主食是米饭、面食等，肉只是菜的一种而已。对于中国人来说，哪怕你真的一口蔬菜都不吃，你的饮食结构在一定程度上还是荤素搭配的，并不是全荤。

不吃蔬菜的水手

　　虽然现实生活中很少有人会一点新鲜的水果、蔬菜都不吃，但是在一些极端条件下，这样的事情其实也是会发生的，比如早期的海船上的水手们就是如此。

在大航海时代刚刚来临的时候，海船上的生活是非常艰苦的，水手们经常好几个月都上不了岸。那时候的食品保存技术也很差，没有冰箱什么的，新鲜的水果、蔬菜运上船几个星期就坏得不能再坏了，那接下来的日子，水手们就只能吃面包、饼干这些容易保存的食品了。

也是在那个时候，一种令人感到恐怖的疾病在水手中间传播，这种病被称为"水手的恐惧"和"海上凶神"，得病的人会牙根出血，牙齿脱落，全身各处疼痛，最后全身逐渐溃疡、腐烂，呼吸困难，大出血，严重腹泻，直至走向死亡。麦哲伦环球航行穿越太平洋的时候，因为三个月没有靠岸，船上的水手们多患有此病，200多名水手最后只剩下35人。那个时候，在航海业最发达的国家之一的英国，每年都有约5000人死于这种病。

这种神秘的疾病是怎么产生的？

有人说这是因为患者沾满罪恶而被魔鬼附身，有人认为这是血液变酸导致的，也有人认为这是中了一种传染性毒素。根据这些猜测，人们提出了五花八门的治疗手段，但是大多毫无作用，甚至让患者死得更快。其间，也有人提出了正确的治疗方案。比如1734年，就有一个荷兰作家认为这种学名叫坏血病的病产生的原因是长期禁食新鲜的蔬菜、水果。但由于缺少证据，并没有人相信他的话。

这种情况一直持续到1747年，一个叫作林德的人在海船上做了一个实验。

我们现在都知道，做实验要分组，不同的组之间要进行对照，这样才能有准确的结果。但是几百年前的人们并不知道这些。林德可以说是对照实验的鼻祖，他做的这个实验是有记载以来的第一个对照实验。他把当时海船上生了严重坏血病的12个人分成6组，每个组的基础饮食都一样，但是不同的组会得到不同的额外的东西，比如，有的组得到了苹果酒，有的组得到了两个橘子、一个柠檬，有的组得到了醋酸，有的组得到了海水。

虽然林德的实验做得很粗糙，样本数量也很少，但最后的结果出奇地好：吃橘子和柠檬的那组的两人很快就恢复了健康，而其他组里的人没有任何改善。

我们需要 VC

之后又过了一两百年，人们才知道，柠檬和橘子能治疗坏血病的原因是它们含有抗坏血酸——也就是现在说的维生素C。

维生素C在受热后很容易分解，所以我们多半要从新鲜水果里面来摄取。蔬菜在煮熟后会有大量的维生素C流失，但毕竟还会有一点留下来，而肉食里则基本没有——只有动物内脏里有一些，这也是以前的因纽特人在常见植物很难生长的北极圈里生存下来的原因，他们会生吃动物内脏来获得生存所需的维生素C。但对于只吃熟肉的我们来说，只吃肉，真的会死！

为了不得坏血病，人体每天都需要大约10毫克的维生素C。这个量其实很容易达到，就算水果里维生素C含量较低的苹果，100克里也能有4毫克维生素C，吃250克苹果也就够了。而维生素C含量比较高的鲜枣，每100克中有200毫克以上的维生素C，只要吃几个就能满足人体的最低需求了。

但是，10毫克只能保证生存所需而已，并不能保证生活质量，所以，中国有不少人在一定程度上还是缺乏维生素C。为了保证生活质量，中国营养学会对11岁到13岁的青少年推荐的维生素C摄入量是每天90毫克。为了达到这个推荐量，我们每天一般需要摄入250克左右的水果——水果的品种要多样化，不能每天只吃苹果。

水果、蔬菜的好处不止于含VC

除了维生素C以外，还有一些营养素是必须要从蔬菜、水果里摄取的，比如膳食纤维，它在肉类食品里的含量几乎为0。膳食纤维的推荐量是每人每天30克左右。一般而言，500克的大白菜或青菜、萝卜里大约有5克膳食纤维，而粗粮中膳食纤维的含量是普通蔬菜的5倍以上。中国人平均每天摄入的膳食纤维只有13克左右，不喜欢吃蔬菜、水果的人的摄入量就更低了。而膳食纤维摄入不足的人，其消化系统更容易出问题，比如，便秘。如果你经常便秘的话，试试多吃些蔬菜、水果，多运动吧。

还有钙，人们一般认为，喜欢吃肉的人不可能缺钙，但实际上正好相反，100克猪肉含钙6毫克，而100克青菜含钙90毫克，是猪肉的15倍。针对正处于长身体阶段、最需要钙的青少年，中国营养学会给出了每天1200毫克的推荐值。就算被认为是补钙"圣品"的牛奶，也需要超过1000克的量才能达到这个推荐量。如果平时几乎不吃菜，只吃饭和肉的话，就算每天喝800毫升牛奶都难以达到钙的这个推荐量。

蔬菜、水果里还有丰富的钾、镁和各种抗氧化剂等肉类里含量极低的营养素，这也是中国营养学会建议我们每天吃"半斤水果一斤菜"的原因。

非常问

小孩子为什么就不喜欢吃蔬菜呢？

一个现象如果在全世界普遍存在，那就说明这个现象的背后多半有一个经得起推敲的、具有普适性的理由。小孩子不喜欢吃蔬菜也是一样的。

在我看来，在很久很久以前，蔬菜的祖先在尚未被驯化之时，或多或少都含有一些用以自卫的毒素，成年人抵抗力强，可以无视这些毒素，但是小孩子不行，所以小孩子为了防止中毒，才演化出了不喜欢吃蔬菜的习惯。

虽然在现代社会，蔬菜自身所带的毒素已经被人类清理干净了，但人类的喜好还没来得及改变，还在发挥着作用。

致癌的食物就不能吃了吗

如果科学家发现，有一种食物人吃了后可能会致癌，那我们还应该去吃它吗？

"当然不能吃了。"

我想99.99%的人都会这么回答吧。即使对现代医学来说，癌症也是一种极难治愈的疾病，"癌症晚期"和"回家等死"之间几乎可以画上等号了，会导致如此可怕疾病的食物我们怎么能吃呢？

但是，当我们知道一种东西会致癌后，我们真的不会再去吃它了吗？不一定。

不吃致癌食物？也许只是因为你不喜欢吃

在日常生活中，人们有时会对致癌的食物上瘾，就像对烟和酒一样。大家都知道，有确凿的证据显示烟和酒会提高癌症发病率，但是它们俩很容易让人上瘾，理论上它们的成瘾性甚至要高过属于毒品的大麻。所以，烟酒爱好者常常会安慰自己：致癌就致癌吧，癌症是未来的事情，烟瘾（酒瘾）犯了是现在的事情，所以先抽了（喝了）再说。你听过哪个瘾君子在毒瘾犯了的时候还在乎毒品会不会致癌吗？

实际上，你要遵守"绝对不吃致癌的食物"这条准则，面临的难处远不止这么多。世界卫生组织列出的可能致癌的名单上，有260种以上的各种类型的致癌物，其中很多都是我们在日常生活中常常见到的东西。比如，一类可能致癌的名单里，除了烟酒以外，还有中式咸鱼；二类可能致癌的名单里，有咖啡、咸菜、芦荟提取物（对，就是经常出现在化妆品广告里的那个）、引擎废气、泡菜等我们常常接触到的东西。2015年年底的时候，他们更是把红肉（猪肉、牛肉、羊肉等都是红肉）加入二类致癌物，把加工肉，比如火腿、腊肉、香肠等加入一类致癌物。在这种覆盖面下，一点致癌食物也不吃，反而不正常了。

完全不吃任何可能致癌的食物，几乎不可能

你可以说："那我就干脆不吃肉了，我只吃素食，总行了吧？"也不行。不知道你有没有听说过丙烯酰胺，丙烯酰胺是近10年才被我们认识到的一种可能致癌的物质，在动物实验

里我们发现，丙烯酰胺能够致癌。不过，并没有充足的证据证明从食物中摄入丙烯酰胺会导致人类患上癌症。

多数人听到这里，第一个反应就是："宁可信其有，不可信其无。我们还是不吃含丙烯酰胺的食物了吧。"

真这样的话，你就会发现几乎没东西可以吃了：从薯条、油条到烤面包，再到那些早餐谷物（它们可都是打着"健康早餐"的旗号的），从咖啡到饼干，再到婴幼儿食品、巧克力，甚至到炒蔬菜……这些东西里，都或多或少会有一些丙烯酰胺。如果你想完全避开它，那你的食谱大概需要来一个巨变才行。

肉也不能吃，素也不能吃，那我们到底要怎么办？

食谱组成比吃什么更重要

很多人搞不清楚的是，哪怕吃得再小心，空气再清新，在生活中一件化工产品都不用，癌症也依旧会伴随在人类的左右，就像它同样也伴随在很多动物的左右一样。前面说的这些致癌物，只是会增加癌症的发生率而已，有些增加得多，有些增加得少。

而且，很多人都搞错了一件事情：世界卫生组织公布的致癌物名单中的"一类""二类"并不是按照致癌物的致癌能力划分的。很多人习惯性地认为，一类致癌物应该是致癌性最强的，二类弱一些，所以当他们看到世界卫生组织竟然把香肠和砒霜都分到一类致癌物中的时候，他们头脑里的第一反应就是：香肠竟然和砒霜一样毒！其实，这个分类是这样确定的：有确凿的致癌证据的，不管致癌能力强弱，都归为一类，比如，中式咸鱼在十几年前就被归为一类致癌物，但是其致癌能力并不是很强，远不如同一类的烟草；而致癌证据不那么充足的、只是有可能致癌的，就归为二类。二类还可以分成2A和2B，2B的致癌证据就更不足了。

而且就算是致癌能力很强的烟草，也不是说人抽一根就一定会得癌症——得癌症也是一个需要长期积累的过程。所以，我们偶尔吃点香肠也是不会得癌症的，甚至连增加癌症发病率都不会。反过来，如果你每天都吃1000克左右的红肉，那就说不好了。

所以，"红肉致癌"其实并不意味着以后就不能吃红肉了，只是让你限制红肉摄入量而已，每天吃100克以内的红肉，每个月偶尔吃次烤串、腊肉什么的，其实并没有什么问题。（当然这个结论不能用到砒霜和烟酒上，砒霜有很强的急性毒性。烟酒有成瘾性，让人无法控制摄入量。）

至于丙烯酰胺就更是如此，不吃它是要付出巨大的成本代价的（实际上要完全不摄入丙烯酰胺几乎是不可能的），它的致癌证据又不足，所以我们完全可以无视它。不过，无视丙烯酰胺并不意味着你可以随便吃薯条，毕竟薯条脂肪含量过高带来的危害，比丙烯酰胺带来的危害要大得多。

其实，很多食品安全问题都是如此，比如农药残留问题、重金属残留问题、激素问题、抗生素超标问题……我们不能一看到农药残留，就说该食物不能吃，而是先要看有多少残留，残留量有没有超过相关标准，如果超了，是哪个地方的超了。总不能因为某个种苹果的农场里多喷了一点农药，就认为全国的苹果都不能吃了吧？也不能因为在苹果表面检测出很稀少的农药残留，就认为它不能吃了，否则农民就没法种地了，毕竟完全不用农药也不大现实。

有一句很流行的话是这样说的："抛开剂量谈毒性就是耍流氓。"这句话其实并不完全正确，有些物质就不应该存在，不管剂量多少，就好比我们在某个水果摊贩的水果里发现了微量的砒霜——虽然因为砒霜量非常小，也许并不会对人体造成什么危害，但是那个水果我们还是不能吃的。

不过大多数时候，这句话还是对的。我们看到报道里说这个不能吃那个有毒的时候，都应该先想想"毒物"的量是多少，人吃多少才会到有害的地步。等都弄清楚了，你就会发现又海阔天空了，好多东西又能吃了。

非常问

我认识的一个人，每天都抽很多烟，为什么活了很多岁都没得癌症呢？

这跟个人的遗传基因有关。有些人基因好，所以就算抽的烟比较多，也没有因此患癌，而有的人基因不好，就很容易因烟草引发癌症。

抽烟就是一场俄罗斯轮盘赌游戏，没有人知道顶着自己脑袋的那把左轮手枪里有没有子弹，虽然很多人可以靠着自己的运气逃过一劫，但是剩下的那些人需要付出的是自己的生命。

大米的兄弟叫小米

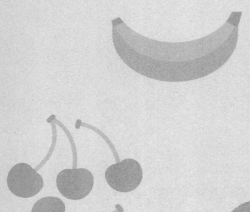
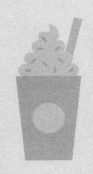
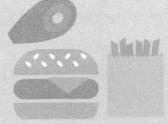
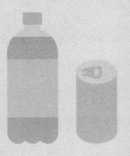
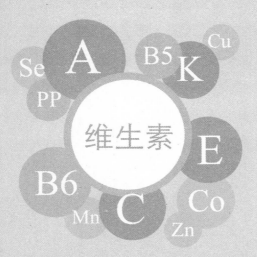

Se

A

PP

B5

Cu

K

维生素

B6

E

Mn

C

Co

Zn

第 **4** 章

流言蜚语：
那些不可信的传闻

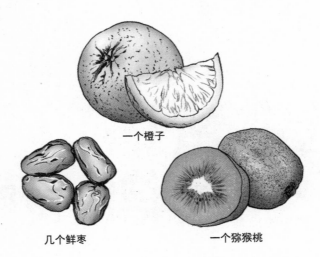

一个橙子

几个鲜枣

一个猕猴桃

维生素C是万能的吗

　　莱纳斯·鲍林是一个化学家，一个很有名气的化学家，他所著的《化学键的本质》一书，被认为是在化学史上具有划时代意义的作品。他曾两度获得诺贝尔奖：诺贝尔化学奖和诺贝尔和平奖。

　　但是，早早成名的科学家到了晚年发昏的，也有很多，比如牛顿，他的晚年就全用来研究上帝和炼金术了。鲍林也一样，晚年时收到了一封来自一个默默无闻的生物化学家欧文·斯通的信。这封信彻底改变了他的人生。

　　欧文·斯通在信中建议鲍林每天服用3000毫克的维生素C。这是一个非常惊人的剂量，要知道，一个人只需要每天摄入10毫克的维生素C就能防止出现维生素C缺乏症，一般的推荐最多也只会推荐到每天摄入100毫克而已，而欧文·斯通的建议用量整整高出了29倍之多。欧文·斯通还在信里说，如果这样吃，那么鲍林就可以多活25年甚至更久。

谁也不知道鲍林当时是怎么想的，也许是年纪大了越来越害怕死亡，也许只是一时晕了头，他真的听信了对方的建议，开始每天服用3000毫克的维生素C。服用之后，鲍林声称自己本来每年都会有几次的重感冒都没了。他觉得服用大剂量维生素C的效果很好，之后更是把剂量加倍再加倍，最后甚至一天服用接近18000毫克的维生素C，简直就是把维生素C当饭吃了。

　　而且，鲍林并不满足自己大剂量地摄入维生素C，之后他出版了《维生素C和普通感冒》一书，对公众大力宣扬3000毫克这一比正常推荐量高出数倍的维生素C摄入量。之后他更是宣称大剂量维生素C的摄入可以预防猪流感。无数美国人听从了他的建议。鲍林此后又宣称维生素C可以抗癌。

　　就这样，鲍林还不满足，他又提出了新的理论：大剂量的维生素C和维生素A、维生素E、硒、β-胡萝卜素一起服用，可以治疗人类目前已知的几乎所有疾病，什么心脏疾病、精神疾病、脑膜炎、老化、过敏、骨折、中暑、辐射中毒、青光眼等等，甚至连艾滋病都能治疗。被他忽悠的人越来越多，甚至在1992年4月，就连美国著名的《时代》杂志的封面文章都宣称：维生素可以对抗癌症、心脏疾病，甚至延缓衰老。

VC 并不能预防感冒

信仰鲍林的民众非常多，科学界投入了大量的资金来研究：服用如此大剂量的维生素到底有没有效果？同时，这么大剂量的摄入会不会出现严重的副作用？

对于维生素C能否预防感冒，科学家迄今已经进行了15项不同的实验，但结果很都让人失望：维生素C不能预防和治疗感冒。实际上，后来有不少次，人们发现鲍林在公开场合出现的时候是带有感冒症状的，但是对此鲍林打死也不承认，他说自己不是感冒，而是过敏。世界著名的医疗机构梅奥诊所在研究后也发现，维生素C治疗癌症的功效完全就是子虚乌有，不管癌症病人有没有特别摄入维生素C，他们死亡的概率都没有什么差别。

幸运的是，维生素C是可以通过泌尿系统排出体外的，所以人多吃一点虽然没什么效果，但也不会中毒，但如果一直都吃那么大的剂量，泌尿系统就可能会受损，导致患肾结石的概率大大提高。不过，这个概率并不是100%，运气好的人就算每天吃两三千毫克的维生素C，也可能没什么问题，这就是现在依旧有大量的人相信鲍林的原因。很多人会觉得："反正我多吃一点也没事，万一真的能包治百病呢？那我不是赚到了？"

不过，大量服用维生素C问题不大，不表示其他的维生素和β-胡萝卜素也可以这么吃——多项研究都发现，大剂量服用这些不但不能治疗癌症和其他相关疾病，反而在一定程度上增加了死亡率。

但鲍林已经看不到这些研究了，1994年的时候，他死于前列腺癌，而在更早之前，他的妻子死于胃癌。巨量的维生素C摄入并没有让鲍林逃离癌症的魔爪。

VC 够用就好

虽然科学界认为大剂量的维生素C并没有什么用，但是在民间，很多人还是认为维生素C能包治百病：美白要吃维生素C，抗衰老要吃维生素C，口腔溃疡了要吃维生素C，感冒了更要吃维生素C……甚至在选择水果的时候，人们都会认为含维生素C多的水果是好水果。对于那些维生素C含量很低的水果，人们往往嗤之以鼻。比如，好多人听到100克苹果里只有4毫克维生素C的时候，第一反应竟然是："那为什么我们还要吃苹果？"好像我们吃苹果就是为了补充维生素C一样。

如果维生素C真有那么大作用，那么国家肯定会大力推广的，因为它实在很便宜。中国是世界上最大的维生素生产国，一瓶一两块钱的维生素C就有100片之多，可以吃好几个月。

但是，我们不能因为它便宜就去吃它，对正常人来说，一天吃一个较大的橙子，或者一个小猕猴桃，或者几颗鲜枣，

大嚼科学 营养卷

就能获得足量的维生素C，我们根本不需要再额外去购买维生素C的补充剂。

当然，对于那些一点水果都不吃，或者只吃一点苹果的人来说，花一点钱吃一片一两百毫克的维生素C咀嚼片也是值得的。

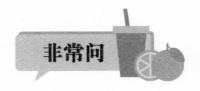

非常问

药店里的维生素 C 为什么价格差别那么大？

因为受到电视广告的严重误导，很多人都没搞清楚一件事情——价格和营养价值之间并没有关系，价格是和制作成本、运输费用、炒作费用之类相关的。

上百元一瓶的维生素C，往往号称"纯天然"（暗示其制作成本较高），并借助于"纯天然"这个概念进行炒作，价格自然就提上去啦！

但单从营养价值上看，一块钱一片的维生素C和几分钱一片的维生素C并没有明显差别。

吃猪蹄能补脸皮吗

我国的许多人一直有一种流传下来的认知，觉得吃什么就会补什么，比如看到黑色的食物，就觉得它对黑发有好处，看到红色的食物，就觉得它对补血有好处。如果有人手脚有问题，就会有人建议他吃猪蹄；如果有人肝脏有问题，就会有人建议他多吃猪肝。这种认知甚至到了匪夷所思的地步：吃核桃可以补脑，因为核桃长得像大脑；吃番茄能补心脏，因为番茄切开后像心脏；吃芹菜能补骨头，因为芹菜长得像绿色的骨头……

这种朴素的认知其实很容易被人找到荒谬之处，比如可乐也是黑色的，那么老人喝可乐能使头发变黑吗？如果红色的苹果可以补血，那青色的苹果呢？更何况在现代社会，食用色素很便宜，人们想给食物加上什么样的颜色就可以加上什么样的颜色。

如果我们把这种单纯的思维进化一下，不去在意食物的颜色、形状，而是去关注食物的成分，会怎么样呢？比如，如果我们的身体缺乏了胶原蛋白，那么我们直接去吃胶原蛋白，这样做有效吗？

只有先消化，才能吸收

"吃什么补什么"，是有一定道理的。比如，猪蹄里有大量的脂肪，如果你每天吃很多猪蹄，那么你的身体就很可能会发胖、脂肪过剩。这样说来，猪蹄中的脂肪应该是进入你的身体直接被你吸收吧？你如果这样认为的话，就未免太小看自己的身体了。

我们身体的防御体系其实是很完备的，不会轻易让外面的物质进入。因为对于多数生物来说，最可怕的敌人并不是天敌，也不是饥饿，更不是从山上掉下来摔死，而是被病菌入侵染病而死。因此，我们的身体设置了多道屏障来隔绝病菌，像是皮肤、胃酸等，但是我们又需要让食物进入体内来维持身体的活动，所以不能拒绝所有物体进入我们的身体。一些很小的分子，比如氨基酸、葡萄糖、脂肪酸等营养成分就可以被我们的身体直接吸收，而那些很大的分子，比如蛋白质、多糖等就不行，它们必须被分解以后才能被我们的身体吸收。

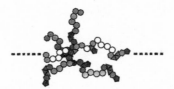

食物中由若干多肽链构成的蛋白质

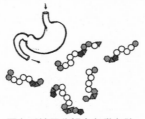

蛋白质被胃分解为各类多肽

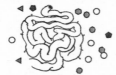

多肽被小肠分解为氨基酸，再被吸收

胶原蛋白就属于太大的分子之列。胶原蛋白是一种很特殊的蛋白质，它和我们身体里的其他蛋白质相差较大，是影响我们皮肤状态的主要因素。如果我们的脸皮里有很多胶原蛋白的话，那么它就会显得光鲜水嫩。随着我们年龄的增加，胶原蛋白也会逐渐流失，当它流失的速度大于合成的速度的时候，我们的皮肤就开始逐渐老化。

既然皮肤变老和胶原蛋白有很大的关系，那我们直接去吃很多胶原蛋白进行补充不就好了？比如，猪蹄的那层皮上，就有很丰富的胶原蛋白，那么我们大量吃猪蹄，不就能补脸皮甚至延缓衰老吗？

胶原蛋白吃下会被分解

这个推论，听起来似乎很完美，但真相是怎样的呢？蛋白质是一种大的分子，在正常情况下，我们的身体会像拒绝病毒进入一样拒绝蛋白质进入，所以当我们吃下猪蹄以后，它上面的胶原蛋白会先在胃里被胃蛋白酶水解成多肽进入小肠，在小肠里又会被多种消化酶分解成各种氨基酸，然后才能被人体吸收。虽然偶尔也会有一些短小的多肽成为漏网之鱼被我们的身体吸收，但是在多数情况下，不管你吃进去的是什么蛋白质，它被我们的身体吸收的时候，都已经变成了各种氨基酸。这些氨基酸会成为铸就我们的身体这座宏伟大厦的原材料而被储存起来，就如同我们平时储存钢筋、水泥一样。

但是，如果你觉得，把帝国大厦的一百〇二层拆光获得大量的钢筋水泥后，我们就能在乡下再造一个帝国大厦，那就太可笑了。建造一座摩天大楼，重要的并不是水泥，而水泥到底是来自水泥厂还是来自另一座摩天大楼就更不重要了——造摩天大楼最重要的是工人，只有世界上一流的工人才能为你再建一座帝国大厦。

胶原蛋白也是一样，氨基酸只是原料而已，合成胶原蛋白主要需要三种氨基酸：甘氨酸、脯氨酸和羟脯氨酸，前两种是可以由我们的身体自主合成的，而羟脯氨酸是必须要从食物中

大米的兄弟叫小米

137

摄取的。羟脯氨酸并不是只有胶原蛋白里才有，很多食物的蛋白质里都有，比如牛肉、猪肉、鸡蛋等的蛋白质。所以，从这些食物里获取羟脯氨酸来合成胶原蛋白不就行了？就如同我们需要钢筋混凝土时，最好的做法不是把它们从另一幢楼房里拆下来，而是用石灰石、黏土、铁矿粉等在水泥厂里把它们制造出来。这样造出来的水泥不但便宜，质量还比拆下来的更好。

当然，如果连水泥都没有，那就基本不可能造出一幢高楼来。同样，一个人如果因为穷、减肥等不吃任何蛋白质，那么他的身体就吸收不到氨基酸，这自然就会极大地影响身体合成胶原蛋白的进程，造成皮肤的加速老化。在这种情况下，他如果吃了一些胶原蛋白，为身体内合成胶原蛋白提供了原料，就很可能真的出现"吃什么补什么"的状况，但这并不意味着，皮肤里胶原蛋白流失了，我们就需要去吃胶原蛋白来补充，毕竟吃点鸡蛋、猪肉什么的，不但效果更好，还便宜得多。

对于建造房子而言，一个更好的工人比水泥更重要。在合成胶原蛋白的时候，有一步需要维生素C的参与，所以多吃水果补充维生素C才是更好的补充胶原蛋白的途径。

想依靠吃猪蹄来补脸皮，那基本上是异想天开——除非穷得吃不起肉，或者为了减肥完全不吃肉。只不过，穷得吃不起肉的人更吃不起猪蹄。而对于为了减肥不吃肉的人而言，猪蹄里的脂肪可比胶原蛋白多得多，吃猪蹄只会让你的减肥大计毁于一旦。

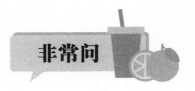

非常问

既然口服胶原蛋白没用，那么直接
注射胶原蛋白有效吗？

因为无须经过身体的消化吸收过程，所以直接注射胶原蛋白是有效的，有很多美容院里有这项服务，这也是微整形的一种。

不过在微整形界，还有更好的代替方法，所以直接注射胶原蛋白，其实并不常见。

感冒了不能吃鸡蛋吗

感冒了能不能吃鸡蛋？如果你问你的父母，那他们多半会说不能吃，而且理由也很奇怪。

民间流传着一种奇怪的说法，认为感冒会发热，鸡蛋营养丰富，容易吸收，会给身体补充额外的热量，导致发烧更严重。基于同样的理由，其他的高蛋白食物，比如瘦肉、鱼等，也都被认为不应该在感冒的时候吃。

这个理由实在是莫名其妙。三大营养素里，1克蛋白质约能产生4大卡热量，1克碳水化合物约能产生4大卡热量，而1克脂肪约能产生9大卡热量，如果是因为不能额外补充热量，那不能吃的应该是各种脂肪才对。况且，蛋白质消化困难，它产生的30%左右的热量已经被消化过程给消耗掉了，而碳水化合物在消化过程中只损耗了约5%的热量。因此，三大营养素里，蛋白质产生的能被我们利用的热量是最少的。

换个角度看，发热让我们消耗热量的速度加快了，比如

大嚼科学
营养卷

烧到40℃的时候，我们身体消耗的热量要比平时大约多20%，为了维持身体的正常供能，这个时候，我们应该补充热量。至于担心补充热量会增加体温的人，则完全搞错了发烧的目的。

发烧是武器，不是结果

我们发烧，不是因为我们生病了，而是我们在用发烧来对抗细菌。发烧是我们主动的行为，是我们主动把体温上调到那个温度来对抗细菌，而不是细菌导致我们生病，使我们体温升高。如果我们把一只体温比正常体温高2℃的大鼠放进一个很热的房间，它就会启动降温机制让自己的体温重新回到比正常体温高2℃的位置，而不是让体温变得更高。人类也一样，我们不可能因为吃了什么高热量的东西就能使自己的体温升高。

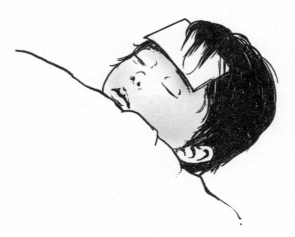

不过，有些人可能有这样的感觉：感冒了就会不想吃肉，平时超级喜欢的红烧肉、红烧猪蹄什么的都吃不下，就连妈妈煎的鸡蛋也吃不下了。那这是不是意味着，身体让你不要去吃肉了呢？

　　确实，感冒以后，特别是发烧以后，人们普遍会有厌食情绪，而且越是高蛋白、高热量的食物，我们越厌恶，只想着吃点清淡的。这种厌食的行为乍看是很不正常的，因为生病之后，我们的身体很虚弱，如果由于厌食而吃不下东西，就会变得更虚弱，整个人都变得病恹恹的。这个时候要是有什么危险来了，比如来一只老虎什么的，病人肯定跑不过正常人。

　　那么，我们为什么会厌食呢？很可能是为了对抗入侵的病菌。在人类的身体刚演化出来的年代，没有对抗病菌的抗生素，人们只能依靠自己的免疫系统——除此之外，减少营养摄入来"饿"死病菌也是一条可行的路。

　　对铁的管制可能就是通过这样的途径实现的。铁这种微量元素，不但是人体必需的，对于细菌来说，也是必需而又很难得的。当我们的身体因为病菌的入侵而感冒发烧的时候，我们会通过两个途径来加强对铁的管理：一是身体会分泌一种特殊的蛋白质——白细胞内源性介质LEM，这种蛋白质会让我们体温上升，同时让血液中能被细菌利用的铁减少；二是我们开始变得厌食，特别是对富含铁的动物性食品，比如鸡蛋、肉等很讨厌，其根本的目的就是对铁进行管制，"饿"

大嚼科学 营养卷

死病菌。

虽然从这个角度说，感冒了不能吃鸡蛋有一定的道理，但现在毕竟已经是二十一世纪了，离抗生素被弗莱明发现都快过去一个世纪了，我们早就不再需要"'饿'死病菌"这种杀敌一万、自损八千的方法了。而且，鸡蛋里的铁都集中在蛋黄里，蛋白里不仅没有铁，还有12%的半白蛋白，这种蛋白能够和铁发生牢固的结合反应，让细菌完全无法获得铁，这也是为什么鸡蛋外壳上有非常多的细菌，但是鸡蛋本身很难腐败。在对抗病菌的特效药——抗生素发明之前，人们也曾经用鸡蛋蛋白来治疗细菌感染，虽然效果远不如抗生素，但是也算有所帮助。

感冒了要怎么吃

所以，我们并没有必要为了"饿"死细菌而放弃鸡蛋这些含有丰富营养的食物。那么，感冒了到底应该怎么吃呢？

1. 多喝水，各种水都可以，凉的热的都行，但是最好别喝饮料，饮料里虽然绝大部分成分都是水，但是含糖太多。

2. 也可以多喝一些汤，比如鸡汤。除了富含水分以外，美味的鸡汤（其他美味的汤也一样）还可以给人以幸福的感觉，帮助你对抗病痛。

3.可以试着吃少量维生素C补充剂，虽然维生素C已经被证明无法预防感冒，但没准它能缩短你患感冒的时间。而且，很多儿童、青少年的维生素C摄入量本来就是达不到推荐量的，趁感冒时补充一下也无妨。

4.别吃得太清淡。因为感冒影响了食欲，所以很多感冒患者喜欢只吃一些粥和青菜、水果之类，结果营养——特别是蛋白质摄入不足，不利于康复。实际上，不管是感冒时，还是平时，我们都应该坚持均衡饮食，不但要吃主食、蔬菜、水果，更应该用足够的蛋、奶、鱼虾之类的高蛋白食物加强营养，这样才能有利于身体的健康。

其实，不只患上感冒时要保持营养均衡而充足，患上其他的疾病也一样——除非是胃肠道有问题，或者厌食很严重导致无法进食，或者患上了一些很少见的特殊疾病。保持营养均衡而充足，帮助身体更好地去对抗疾病，而不是生病了就只拿几块蛋糕当一顿饭，或者只喝加了一些糖的粥，这样只会让身体营养不良，导致疾病更加难以痊愈。

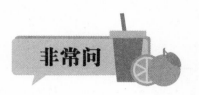

非常问

吃什么食物能治疗感冒呢？

非常遗憾，没有任何食物能够治疗普通感冒，实际上，感冒药也不行，感冒药只能让你退烧，感觉好受一些，但患病的时间并没有被缩短，甚至还可能被拉长。

普通感冒可以说是一个不治之症，它无法被治疗，也无须被治疗，因为你不管治不治，用不了多久，都会康复。

不过要注意的是，如果你发烧不是因为普通感冒，而是病菌感染导致的并发症，那就需要做抗菌治疗，只要病好了，烧自然就会退掉。

越贵的油越好吗

　　油是我们日常生活中会遇到的一种食材，也是一种历史非常悠久的食材，人类几千年前就会提取油脂来食用。

　　最早的时候，油都是从动物体内提取的。《释名》中说，从有角的动物（比如牛、羊）体内提取出来的油叫脂，而从没有角的动物（比如猪）体内提取出来的油叫膏。那时，缺衣少食，99.9%都是由脂肪组成的油可以说是最好的补品，对于那些因为缺少热量摄入而营养不良、瘦骨嶙峋的人来说，能获得一块油脂简直是上苍给予的恩赐。

　　油在古代是如此重要，以至于人们直接用它来指代民间的财富，如果一个皇帝一直搜刮民间的财富，就说他是在搜刮民脂民膏。这里，"脂"是动物的油脂，"膏"是指肥肉，也是动物油脂。

　　但是，动物油成本高，动物养殖不易，所以大概到了汉朝的时候，中国人发明了用芝麻来榨植物油的方法。到了宋朝的时候，因为经济的巨大发展，人们狂热地追逐油炸的东西，各种各样的油料作物也被发现，便不再局限在用芝麻榨油上。我们现在常吃的早点——油条，传说就是诞生于宋朝，因为秦桧害死了岳飞，人们为了表达对这个大奸臣的愤怒之情，就把两块面饼缠绕起来代表秦桧和他老婆，再放到油锅里炸，炸出来的食物就叫"油炸桧"，后来改名叫"油条"。

古法榨油早已落后

现在有不少地方，保留了古代的榨油方法。比如，著名美食节目《舌尖上的中国》第二季第二集一开始，就介绍了黄山歙县一处油坊用传承了近千年的古法制作菜籽油的过程。这种油需要靠人力用上百千克重的撞锤砸上几个小时来获取油料。这种方法，非常耗费人工，相应地，其价格自然也是水涨船高。那么，这些昂贵的油真如压榨者所说的比普通的油更好吗？

实际上，恰恰相反，这种传统榨油法虽然已经流传了近千年之久，但这并不表示其榨出来的油营养健康。这种榨油法需要先炒籽，炒籽的温度越高，出来的油也越多，但同样地，炒籽的温度越高，产生的致癌物苯并芘也会越多。如果是利用现代工艺来榨油，检测到这些致癌物后我们还有去除的办法，但土法里简单的过滤是没有任何用处的。

不过，对我来说，其实什么致癌物都是小事，苯并芘是一种常见的致癌物，但是在摄入量不多的前提下，问题并不大。可看到那肮脏的榨油房间里，不知道有没有洗过反正颜色已经完全不对的木制榨油器械，以及中间那个满身汗水的大汉竟然还用脚踩在菜籽上压饼时，我就实在无法接受了，先不说营养的问题，这卫生就无法得到保障。

菜籽油还有两个问题，在节目中也有提及：一个是油烟很大，需要用现代工艺进行精炼才行，土方法是没用的；另一个就是油里面的非健康物质芥酸，对心脏有不良影响，应对方法是进行品种改良，但换品种需要大量成本，而且用芥酸含量高的品种压榨出来的油，有更纯的味道，所以很多地方依旧保留了这样的品种。

总结一下，用土法压榨的油价格贵，好吃，但从营养健康的角度来说，不但没有优势，反而劣势更大一些。

越贵的油性价比越低

比土榨油更贵的，是所谓的冷榨橄榄油，一瓶精美包装的冷榨橄榄油，常常要卖到上百元，价格是同规格的普通大豆油的好几倍。那么昂贵的橄榄油真的物有所值吗？

首先，从成分上看，其实不管是什么油，动物油也好，植物油也好，里面99.9%都是脂肪，所以那些说喝橄榄油可以减肥瘦身的，纯粹是瞎扯，每天多喝橄榄油也只会变更胖而已。而在剩下的0.1%的杂质里，昂贵的冷榨橄榄油和普通油最大的区别是：它的维生素E含量高一些。维生素E在其他植物油里并不是没有，只是少一些而已，而且维生素E在很多坚果、蔬菜、水果里也有，对于以植物性饮食为主的中国人来说，我们很少会缺乏维生素E，也就是说，昂贵的橄榄油的这个特点，对中国人来说意义并不大。

不过，脂肪也分成两种：饱和脂肪和不饱和脂肪。植物油里不饱和脂肪比较多，饱和脂肪比较少；而动物油则相反，饱和脂肪比较多，不饱和脂肪比较少。橄榄油里的不饱和脂肪能达到70%以上，算是比较多的，不过和其他植物油比起来，优势也并不突出。

我们现在认为，饱和脂肪吃多了对心血管不好，容易导致冠心病之类的疾病，即是说，如果我们能使用不饱和脂肪来代替等量的饱和脂肪，那自然就可以降低冠心病的发病风险。但是，绝大多数人没弄清楚的是，正如美国食品和药品管理局所言，得出这样的结论的证据是"有限而非结论性的"，也就是说证据并不充足，科学家正在研究当中，至于最终结论到底是什么样子的，并不是那么确定。

近年来，更是有不少研究为饱和脂肪翻案，认为过去夸大了它的负面影响，其实它对健康的危害并不大，至少比具有相同热量的糖要小。

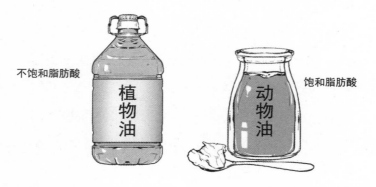

不饱和脂肪酸

植物油

饱和脂肪酸

动物油

　　当然，这些研究并不是说饱和脂肪和不饱和脂肪一样好，只是说饱和脂肪其实没有那么糟糕而已。但就油来说，到底是含70%的不饱和脂肪好，还是含65%的不饱和脂肪好，真的是一件关系不大的事情，那些昂贵的橄榄油完全不值得我们多花数倍于普通油的价钱去购买。

　　而且，在某些特殊的情况下，这些昂贵的油可能比便宜的油更差，比如，在高温煎炸的时候，温度超过200℃后，昂贵的橄榄油就会冒烟，并产生一些有害物质，而最便宜的大豆油，则最少要超过230℃才会冒烟。

　　总体来说，油的价格和营养、健康并没有什么关系，更多的是和风味、宣传、珍稀程度有关。如果仅仅是为了健康和营养，那只要买正规的油里面最便宜的那种就可以了。

非常问

把各种油混合在一起会更健康吗?

　　不知道是不是受中学化学课的影响, 很多国人有"1+1＞2"的思想, 认为两个好东西混在一起后会起化学反应, 变成更好的东西。

　　可惜, 这种思想在大多数时候都是错的, 把油混合在一起吃也是这样, 并没有什么特殊的效果。

大米的兄弟叫小米

洋快餐会让男孩长出
女性的胸部?

二十一世纪初的某一天,厦门大学附属中山医院整形美容外科来了一个由母亲陪同着的16岁小男孩,这个男孩一直红着脸低着头,自始至终一言不发。那么,他一个男孩出现在女性扎堆的整形美容科要干什么呢?

他当然不是来美容的,很少会有男性想给自己脸上来一刀。副主任医师黄岩在给男孩检查后发现,这个小男孩和一般的小男孩有一个不一样的地方:这个小男生胸前有一对高高隆起的乳房,如果不是因为他的脸上还长着胡子,搞不好他就被认为是一个女生了。毕竟在一般人的认识里,高高隆起的乳房应该是女性的专利,是不应该出现在男性身上的。

男孩的母亲告诉医生,自己的儿子从四五岁起就开始喜欢吃洋快餐,从小就比同龄人胖。到了他七八岁的时候,父母就吃惊地发现他的胸部开始发育,等到了他十五六岁的时候,他的胸部已经发育得比同龄的女性都要好了。这个奇怪的现象导致男孩在班里受尽歧视，他也不敢去外面游泳或者洗澡，连走路都不敢昂首挺胸，唯恐被人发现自己的秘密，本来性格开朗的他也因此变得内向而自卑。

不过，对于黄岩医生来说，男孩的这种情况其实并不少见，中山医院整形美容外科每年都要接诊多位乳腺过度增生导致乳房发育过快的男性来医院做缩乳手术，医生们甚至都已经驾轻就熟了。他们很快为这个小男孩安排了一个微创手术，将他多余的乳腺进行了切除。

但是，真的如男孩的妈妈所说的，让男孩长出过大乳房的原因是他从小喜欢吃洋快餐吗？

速生鸡不需要靠激素

大多数人，甚至个别医生都有这样的看法："肯定是洋快餐里有很多的激素，是这些激素导致了男孩长出异于常人的乳房的。"

这个看法，应该是源自洋快餐喜欢用白羽鸡这个事实。这种鸡拥有十分神奇的发育速度，只需要45天左右就可以出栏被拿去卖了，而一般的鸡可能要养上一两年才能长这么大。这对于一般民众来说太难以理解了，于是，他们就认为这种鸡肯定是打了生长激素才长这么快的，人要是吃了这种鸡，这些激素不就进入人体了吗，这样人不就发育异常了吗？

这个推论其实一点道理都没有，白羽鸡在现代化的饲养条件下，完全可以不用任何激素就能在45天左右出栏，这是现代科学的奇迹。而且，生长激素也没那么神奇，不可能让鸡的生长速度提高数倍，否则人们干吗不给牛注射？如果牛也能在几个月内长到能卖的地步，牛肉就不会比鸡肉贵这么多了。实际上，注射大量的生长激素会大大提高鸡的死亡率，一个合格的饲养员是不会用这种杀敌一万、自损八千的方法的。

这样说来，这个男孩乳房发育过快跟洋快餐就没有关系了吗？未必。

肥胖导致男性乳房发育异常

"男性乳房发育症"，又称"男性乳腺增生症"，是男性乳腺异常发育的一种。增生，是男性乳房最常见的一种疾病，可在任何年龄段见到，发病率在32%-65%之间，非常高。幸运的是，大多数患者症状并不明显，所以无须治疗。如果和上面的男孩一样，严重到影响生活的地步了，才需要去医院进行切除。

为什么会发生这种病？目前，科学家也不知道很明确的原因。一些患者发病，根本就没有明确的原因；另外一些患者发病，则主要是由患者体内雌性激素和雄性激素失衡导致的。

正常男性体内也有雌性激素，只是雌性激素与雄性激素的比值很低，如果雌性激素含量变高了，就可能发病。也有一些患者是因为乳腺组织对雄性激素不敏感了，雌性激素的作用就占了上风。

那么，为什么会出现雄性激素和雌性激素失衡的情况呢？原因有很多，遗传、药物治疗、性腺病变……甚至可能仅仅是因为得过流行性腮腺炎。不过，多数原因患者自身都很难控制，他们能控制的原因大概只有一个——肥胖。

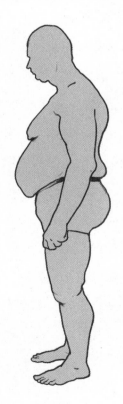

2002年，有科学家调查了济南市的两所中学里的1023名男生，其中221名男生体重超过标准体重的20%。在这221人里，102人出现了男性乳房发育症，比例接近46.2%。而在102名体重正常的男生里，只有30人有此症状，比例约为29.4%。

为什么肥胖的男生容易患此症呢？这和脂肪细胞的一个特性有关——脂肪细胞会把睾酮（哺乳动物体内活性最强的雄性激素）转化成雌二醇（雌性激素的一种），这导致肥胖者体内的雄性激素和雌性激素比例失衡，患上了男性乳房发育症。

洋快餐里，常见的薯条、炸鸡都是脂肪含量很高的食品，再搭配上含有很多糖分的甜饮料，很容易让人变胖。就像一开始说的那个男孩，从新闻的配图上看，他是偏胖的。

他之所以有如此严重的乳房发育症，可能就是因为从小洋快餐吃多了，体重超标，身体里的雄性激素不断被转化成雌性激素，于是乳腺细胞在雌性激素作用下开始迅速发育。

不过，以上的推论其实并不严谨，毕竟导致男性乳房发育症的原因有很多，而且，能把人吃胖的也不止洋快餐。假设一个人从来不去吃洋快餐，甚至从来不去外面吃，只是自己在家做饭，而且从来不吃肉只吃素，但炒菜加很多油，米饭一次吃好几碗，他其实也是很容易胖的，正如和尚里也有胖和尚。但不管怎么说，和尚变胖的概率总是比喜欢吃洋快餐的人要低得多。

非常问

既然男孩能长出胸部，那么男孩能分泌乳汁吗？

　　一般情况下，男性是不能分泌乳汁的，但在体内性激素极端混乱的情况下，比如，在集中营里饿了很久被放出来后大吃大喝，或者注射了雌性激素，就可能发生分泌乳汁的情况。

　　更神秘的是，有一些男性不知道什么原因，只要按摩下胸部就会发生分泌少量乳汁的情况。

大米的兄弟叫小米

益生菌，是惊天骗局还是确有实效

    传说，早在七八百年前，蒙古人在受伤流血的时候，都会饮用酸马奶来急救。有一次，蒙古首领成吉思汗颈部受伤，在即将大失血的危急关头，蒙古大将者勒蔑不顾生命危险，冲破敌阵找酸马奶来给成吉思汗补充能量，可见酸马奶在蒙古人心中有多重要。他们甚至认为蒙古大军之所以可以所向披靡，一路打到欧洲去，正是因为拥有酸马奶这样一个秘密武器。

    不过，传说归传说，酸奶又不是仙豆，不可能让蒙古人拥有所向披靡的本事。不过有一点倒是正确的，那就是人类早在元朝的时候就已经掌握了酸奶的制作工艺，不过人类到底是怎么发现这个工艺的就完全不可考了。

益生菌的发现是段漫长的历史

人类第一次真正揭开酸奶曲种的真相，是显微镜发明后的事情了。1857年，依靠着显微镜，巴斯德（对，就是你们在教科书里看到的那个煮牛奶和啤酒的巴斯德）发现了乳酸菌的存在。不过那个时候，人们只是知道制作酸奶需要加入乳酸菌，乳酸菌本身对人体有什么用，还没有人去研究。

1903年，俄国科学家梅契尼可夫对保加利亚人的饮食进行研究以后认为，保加利亚人之所以长寿，正是因为他们喜欢喝酸奶。（后来，这个典故还被光明乳业用于他们的莫斯利安酸奶的广告里。）之后酸奶的影响力越来越大，以至于全世界的人都认为酸奶这个东西喝了真的能延年益寿。

人们还认为，酸奶之所以有这样的功效，是因为酸奶里有一些活的细菌在发挥作用，它们会在我们的肠道里繁殖，让我们长寿，让我们减肥，让我们大便通畅……反正这些活细菌就是包治百病的灵丹妙药。所以，我们管这些细菌叫益生菌——对宿主有益的细菌。1930年，日本京都大学的代田稔教授往加了很多糖的奶粉里加了一些益生菌，做成小瓶卖高价，这种叫养乐多的饮料居然就风靡全球了。

活在肠道？难为益生菌了

可是益生菌真的有那么明显的效果吗？

对人类而言，细菌具有很大的作用，这是可以肯定的，人体内的细菌数量比我们想象中的要多得多。实际上，寄生于人体内的细菌数量是我们身体细胞数量的好几倍，单单我们的肠道内，就有几十万亿个微生物寄生着，而且这些微生物的种类组成会随着人体状况的改变而改变。比如，中国科学家赵立平就发现，在自己减了20千克以后，一种能够治疗肠道炎症的细菌Faecalibacterium prausnitzii（这种细菌还没有正式的中文译名）的数量大幅增加，从最开始的几乎检测不到，到后来占到了他肠道细菌总量的14.5%。

那么，市面上那些益生菌产品里有多少益生菌呢？广告上说是几十亿到一百亿左右，但是因为国家对益生菌产品里要有多少活的益生菌根本没有硬性规定，所以没有人知道那些益生菌产品里到底有多少益生菌还活着，甚至可能里面的益生菌早已死光了（比如那些保质期很长的、可以常温储存的酸奶，就是用了巴斯德的杀菌法把里面的活菌都杀得差不多了）。

就算这些益生菌产品真的有商家宣称的活菌数，可有多少细菌能活着到达肠道又是一个问题。毕竟在肠前面，还有一个非常厉害的、能分泌大量强酸的胃。胃酸对大多数微生物都有很强的击杀能力，是保护我们的身体不被病菌感染的一个重要成分。

胃酸的杀伤作用是无差别的，它不会区分对方到底是有害的细菌还是有益的细菌，只要碰见就杀。虽然我们在挑选益生菌的时候，就已经考虑到了它们抗胃酸的特性，但是依旧会有很大一部分益生菌会被胃酸杀死，能安全到达肠道的就只剩下一部分了。

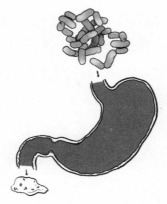

就算到达肠道了，益生菌也不一定就会稳定下来进行繁殖。比如，酸奶里常见的嗜热链球菌和保加利亚乳杆菌就无法在肠道定居，最多只能在通过肠道的时候发挥作用，算是一次性的消费品，无法达到长期改善肠道的效果。而且悲剧的是，这两种细菌的协同作用，非常有利于酸奶的产生，并能产生很好的风味，这导致生产酸奶的时候必须要加入这两种细菌。而一些可以在肠道里定居下来的益生菌，因为人们借助它们生产出来的酸奶品质没那么好，所以无法被单独使用。

理论上有用，不等于实际上有用

在理论上，如果有足够的益生菌在你的肠道里定居下来，那它们确实可以调节肠道功能、改善消化吸收等。但问题是，谁也无法保证在喝下那些含有益生菌的保健品后，会有足够的益生菌能在肠道里定居下来，甚至连有没有益生菌进入肠道都是一个问题。实际上，也有双胞胎实验表明，喝不喝酸奶，他们的肠道菌群都没什么区别。对此，研究者认为，那是因为市面上的益生菌产品里的益生菌实在太少了，不足以改变肠道细菌群落。

给太渴的人喝一滴水，理论上应该有益，但是单单一滴水什么都改变不了，该渴死的人还是会被渴死。

既然人们对益生菌产生的效果存疑，那我们是不是没有喝酸奶的必要了呢？

也不是，哪怕没有益生菌，酸奶的营养价值也不低。在牛奶做成酸奶的过程中，容易引发中国人腹泻的乳糖被分解掉了，同时牛奶里的维生素和钙也变得更容易吸收，所以，酸奶对人体很有好处，特别是对那些喝不下或者喝不了牛奶的人来说更是如此。

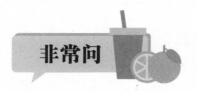

非常问

为什么有的人喝牛奶拉肚子，而喝酸奶不会？

引发拉肚子的是牛奶里的一种叫乳糖的成分。一般而言，婴儿身体里都有分解乳糖的酶，但长大以后，一部分人（对于华人来说其实是绝大部分人）的身体里这种酶减少甚至消失了，于是他们无法消化乳糖，开始拉肚子。

但在酸奶的制作过程中，乳糖被乳酸菌分解了，没有了这个罪魁祸首，人们自然就不会因此拉肚子了。

大米的兄弟叫小米

打鸡血能治病？
别说笑话了

日常生活中，当要形容一个人爆发的时候，我们经常会说，这个人就像"打了鸡血一样"。人们为什么要给自己打鸡血呢？打了鸡血真的会有能力爆发吗？

其实，我一直以为这句话只是一个比喻句，人们并不是真的往自己的血管里打鸡血。后来我就发现自己还是太年轻太天真，人类疯狂起来是什么都敢做的，别说打鸡血，就是在自己脑袋上扎满针，中国人不也是干了上千年吗？

鸡血疗法的历史

鸡血疗法最早到底是怎么产生的，没有人知道。相对可信的资料说这是一个叫俞昌时（也有资料说他叫余长士）的医生发明的。在搞卫生工作时，他偶然在鸡肛门处量了量鸡的体温，发现鸡的体温比人的高得多，都在43℃左右，他认为这是因为鸡血的发热机能特别强大。刚好那个时候，从苏联传入了把人体的组织（典型的如胎盘，现在还有很多人认为胎盘有特效）作为注射液，注入人体的做法，于是，他也萌发了把鸡血注入人体的想法。

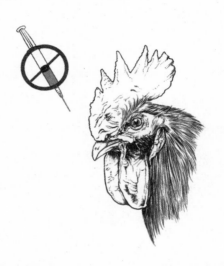

然后，他真的就这样去做了，把从大公鸡里面抽出来的血液直接注射到了自己左臂的肌肉里面。虽然在注射当天，他一点反应都没有，但是一两天后，他就觉得自己神清气爽，食欲增加，三四天后他惊奇地发现奇迹发生了：困扰自己多年的脚癣和皮屑病竟然好了。没人知道原因是什么，不过据我个人猜测，"神清气爽""食欲增加"是安慰剂效应，"久病痊愈"则是他在撒谎。不过不管怎样，他自己觉得鸡血疗法效果很好，于是开始在自己的女儿等身边人身上做实验。

之后中国就进入了"大跃进"运动时期，趁着这股"东风"，俞昌时开始自费大力推广鸡血疗法。根据后来的统计，俞当时用自己的鸡血疗法治疗过203个患者，其中65%的患者感觉自己的症状有了好转，但也有36%的患者出现了高热、荨麻疹等种种由副作用引起的症状。

后来，上海的研究小组开始把打鸡血进行临床研究，到1962年底，鸡血疗法共治疗了1320多人，觉得自己的病好转了的多是得了月经过多、消化系统溃疡之类的病人，同时，在注射了4针以上的980名患者中，有165名出现了各种由副作用引发的症状，甚至出现了休克现象。

之后，研究小组和俞昌时之间产生了严重的分歧，研究小组认为为了减少副作用的产生，需要把新鲜的鸡血制成干燥的鸡血粉，但是俞完全无法认同这种做法，于是双方分道扬镳。

之后，俞开始向全国各地派发大量夸大疗效的宣传资料，在这些资料中，俞说鸡血疗法是他自己秘密研究的，国际领先，很多中国的老干部都在秘密使用……这就和现在街头巷尾的保健品小广告如出一辙。那个时候的中国人可没有被如此之多的小广告轰炸的经历，于是在二十世纪六十年代末期的中国，虽然有不少的反对意见，甚至有红卫兵小将批判鸡血疗法是妄图推翻社会主义、复辟资本主义，但人们更愿意相信，红卫兵们的目的是为了隐瞒鸡血疗法的秘密，就这样，鸡血疗法开始在中国大规模流行。

在"文化大革命"最疯狂的年月里，同时也是鸡血疗法最盛行的时候，去医院打个鸡血都跟现在去三甲医院挂号一样，要排许久才能轮到。那个时候，多数人相信鸡血不但是医疗圣药，更是一种神奇的激素，只要打了就能活力无限。而一些不相信的人反而成了异端，平时根本不敢和周围的人说自己反对鸡血疗法。

这个世界上并不存在包治百病的灵丹妙药

也许是因为鸡血疗法的副作用实在太多了，轰轰烈烈的打鸡血运动来得快，去得也快。1967年底的时候，就有不少传单说鸡血疗法的弊端（甚至包括"毒死了很多人"）。虽然是不是真的有人被毒死了，没人知道，但群众的热情被慢慢打消了。之后鸡血疗法就快速退出了历史舞台，只留下"像打了鸡血一样"这样一句流行语。

除了打鸡血之外，"文革"中还流行着很多奇怪的保健疗法，比如，吃醋蛋、喝红菌茶、做甩手操、爬行运动、倒立疗法……它们有些逐渐消失，大多却改头换面后顽强地活到现在。几年前我在中学实验室做实验时，一个年纪比较大的女老师来跟我要瓶子，目的是泡醋蛋，说醋蛋可以治疗多种现代医学无法治疗的疾病。每当听到有人这样说，我就想"吐槽"："你们真当中国几百万医生是瞎子和傻子啊？这些如果真有用，他们早就推广开，然后名利双收了。"

这些奇怪的保健疗法并不仅仅产自过去，就算现在，虽然中国人的平均素质大大提升了，但依旧有新的奇怪的保健疗法诞生并且流行开来。比如几年前的"拍打疗法"，就是一种用槌或由钢丝制成的拍子，在患者某些特定部位上进行轻重不同而有节奏的拍打，以治疗疾病的方法。其创始者萧宏慈宣传说拍打不但可以增加免疫力，治疗细菌感染，甚至可以治疗糖尿病和高血压，而且拍打不同的部位还可以治疗不同的疾病，就差说包治百病了。

其实如果只是轻轻地拍，那就算作用不大，至少副作用也不大，但是拍打疗法的施行者经常把患者打得伤痕累累。他们还将把病人打得皮下出血叫"出痧"，说是只有这样才能治好疾病。但就算是这样，萧宏慈依旧被很多人所相信，被尊奉为"大师"。

其实，要识别这些唬人的保健疗法也很简单，你只要记住，保健品不是药品，保健疗法不是真正的医疗方法，它们最多只能治疗维生素、矿物质缺乏症之类的疾病，如果一个保健疗法号称自己可以治愈很多种完全不同的疾病，那它99.99%就是假的。

非常问

有没有人喝自己的尿来保健？

"尿疗"虽然听上去很不可思议，但确实是一种在民间存在了几十年的保健方法。

在浙江金华的东阳市，每到开春的时候，人们还会用童子尿来煮蛋吃，当地盛传这样吃"大补"，这项习俗甚至入选了东阳市的非物质文化遗产。

不过，也许是因为喝尿实在太恶心了，"喝尿保健"一直是小规模存在着，从来没有被大规模扩散过。

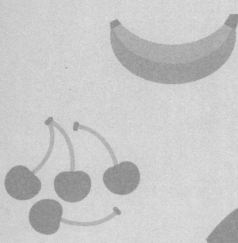
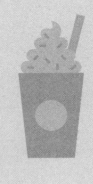
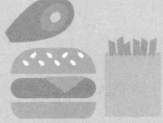
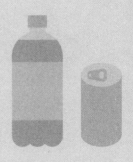
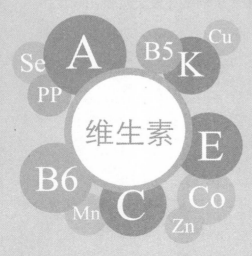

Se A B5 Cu

PP K

维生素 E

B6 C Co

Mn Zn

第 5 章

不看不知道，世界真奇妙

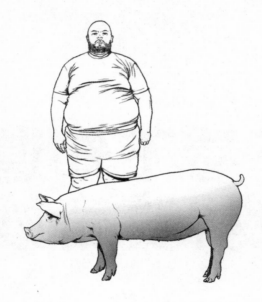

人和猪谁更胖

一直以来，猪都是肥胖的代名词，当我们骂一个人很胖的时候，我们常常会骂对方："肥得跟猪一样。"

但是，猪真的很胖吗？

何为胖

首先，我们要知道什么叫胖。我们平时常常用一个人的体重来形容他的肥胖程度，这个人50千克所以不胖，那个人100千克所以好胖，那个人才40千克真瘦……按照国家卫生计生委2015年发布的数据，中国成年男性的平均体重是66.2千克，而成年女性的平均体重是57.3千克。

那么，我们能不能用这个平均数来衡量人的胖瘦呢？能否把比平均数高的叫胖，比平均数低的叫瘦？

还真不行，因为不同的人有不同的高度，比如姚明，体重超过140千克，超出平均数一倍有余，但姚明看上去很胖吗？一点也不，因为他2米26的身高也远远超过中国男性1米67的平均身高。

把身高和体重放在一起考虑，我们就用到了BMI指数。BMI指数也叫"身体质量指数"，是用"体重除以身高的平方"这样一个公式来计算的，比如，一个人身高1米75，体重71千克，那么他的BMI就是：$71 \div 1.75^2 \approx 23.1$。

国际上一般把BMI大于或等于25叫超重，大于或等于30叫肥胖。考虑到中国人更容易患与肥胖相关的疾病，所以也有人认为中国人BMI指数大于或等于24就可以叫超重了。这些标准都是针对成人的，对于少年儿童来说又不一样。按照《国家学生体质健康标准（2014年修订）》的规定，一个小学三年级学生，BMI大于或等于19.5就算超重，大于或等于22.2就算肥胖，而对六年级的学生而言，大于或等于21.9才算超重，大于或等于24.6才算肥胖。

相对于只看体重，用BMI衡量肥胖的程度要精确得多，但其局限性也很大。以未退役的姚明为例，他BMI约为27.4，理论上属于超重人士。再以看上去很瘦的刘翔为例，其身高1米89，未退役时体重87千克，BMI约为24.3，按照中国标准，他也是超重人士。

BMI指数为什么在这些人身上失效了呢？关键就在于人体的组成不同：有的主要由肌肉组成，有的主要由脂肪组成。脂肪组织松散，密度低，甚至比身体的平均密度还要低；而肌肉则很紧实。脂肪含量很高的人可能不重，但看上去很胖；而运动员往往脂肪含量很低，肌肉很多，所以虽然体重大，但体积相对较小，看上去自然就不胖。

体脂率比体重更重要

对于人体的脂肪含量，我们一般用体脂率来表示。成年男性的标准体脂率为15%-18%，体脂率在这个范围的男人，我们一般不会觉得他胖，他还很可能有不那么明显的腹肌。女性的体脂率则要高得多，标准体脂率在25%-28%之间，因为女性体内一般是没有多少肌肉的。

当然，标准是标准，现实生活中大家很可能达不到或者超出标准。

选美运动员的体脂率可能只有5%左右。一般男性体脂率在10%左右就已经是很好的身材了。那种没有明显肌肉、稍微有点肚腩的男人，体脂率在25%左右。那种大腹便便的人，体脂率甚至可能在40%以上，如果你把这种人的肚子割开的话，那你看到的应该是很厚的脂肪层。

那么，一头猪的体脂率有多少呢？

和人一样，猪的体脂率也不是那么固定，不同品种的猪体脂率相差很大。根据身体内肥瘦肉的比例，猪可以分成三

大米的兄弟叫小米

种：主要提供瘦肉的腌肉型猪、主要提供肥肉的脂用型猪、介于两者之间的兼用型猪。我国的传统猪种一般都属于脂用型猪，因为这种类型的猪什么都吃，很容易养活，而且以前的人太瘦，多补充脂肪其实益大于弊。但是随着经济发展，超重的人越来越多，人们开始不喜欢吃肥肉了，因此现在脂用型猪逐渐被腌肉型猪所取代。除了这两种猪以外，我们也培育出了介于两者之间的兼用型猪。

国外一项使用双能X射线吸收仪进行的体脂率测试显示，猪的体脂率为9.3%–24.3%，平均18.2%。

人类如果有这样的体脂率，是绝对称不上胖的，即便以最高的24.3%来衡量也是如此——成年男性无非就是有一点点小肚腩而已，而成年女性则是很标准的身材了。而如果以最低的9.3%的体脂率来衡量成年女性，那就是体脂含量过低，可能引发各种毛病了。

因此，我们还真是误会猪了，其实人家一点都不肥，甚至很多比人还瘦。

当然，决定体脂率的主要因素还是基因，脂用型猪的体脂率不大可能低过腌肉型猪，所以比较一头猪和一个人哪个更胖其实意义并不大。我们更需要关注的是，为什么同为一个人种、一种性别，不同的人的体脂率能差到七八倍甚至更多倍。遗传、饮食、运动等影响因素到底有多少，还需要我们进行进一步的研究。

你如果实在搞不清楚自己的体脂率是高是低，那就捏捏自己肚脐眼边上的肚皮，看看能提起多少肉，就可以给自己一个简单的判断了：对女性来说，最好不要超过1厘米长；而对于男性来说，自然能提起来的肉越少越好，因为提起来的那些几乎都是脂肪，而不是肌肉。

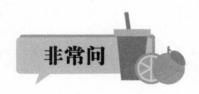

猪需要减肥吗？

对大多野生的动物来说，吃的很不好找，为了活命又要不断奔跑，所以极少会长得很胖。至于养殖场里的动物，人类养殖它们就是为了吃它们，所以，它们长胖了就会被宰杀，自然也不用关心减肥的问题。

但有一类动物，很容易找到吃的，又不需要为了活动奔跑，就很容易长得过胖。这类动物就是宠物。新闻中经常有宠物因吃太多、运动太少而胖得走不动，被主人强制要求减肥的报道。

而猪，还真有人拿来当宠物养的，但也许是会养宠物猪的人早就做好自己的宠物就应该胖得走不动的心理准备，我还真没看过给自己的宠物猪减肥的新闻。

冰冻一下就能减肥？

人为什么会变胖呢？

肥胖可以说是一种现代的富贵病，是我们的身体没能跟上现代科技发展的结果之一。我们的身体还停留在脂肪、糖类等吃得越多越好的时代，可现代科技一下子就打破了那个"越好"的阈值，我们吃下了多到原始人类无法想象的食物，然后把自己变成了胖子，或者即将变成胖子。

减肥没有灵丹妙药

虽然变胖的人是如此之多，以至于大家都不认为肥胖是一种病，但对大多数人来说，他们至少知道变胖并不是一件好事。如果可以的话，几乎所有的胖子都是想减肥的，只是食物是如此美味，运动是如此艰辛，减肥自然就是遥遥无期了。

那么，有没有不节食不运动就能减肥的方法呢？不但是胖子，很多不胖的人也很想知道这个问题的答案，因为这样他们就可以放开肚皮来吃了。

遗憾的是，就目前来说，这个问题的答案是：没有。虽然电视上无时无刻不在播放着各种减肥药的广告，在广告里这些减肥药简直无所不能，人只要吃了这些药随便怎么样都能减肥。但真正能被医学界所承认的减肥药，其实只有一种——奥利司他，而奥利司他也远远没有广告中那么神奇，它只能在较小程度上减弱身体对脂肪的吸收能力，让人胖得更慢一点而已。

但现在没有不代表未来没有，科学家正在实验室里进行的科技研究中，"冰冻法"就是其中很有希望的代表。

神奇的棕色脂肪

在讲述这个方法之前，我们先要知道脂肪的分类问题。我们身体内的脂肪可以分成两种：常见的白色脂肪和少见的棕色脂肪。白色脂肪主要是用来储存能量的，而棕色脂肪主要是用来产生热量的，它里面有大量毛细血管和产生能量用的线粒体。

棕色脂肪的发现可以追溯到几十年前，人们发现老鼠之类的啮齿动物和人不同：当环境很冷的时候，人类可以依靠战栗、发抖来产生热量，但是老鼠几乎不会战栗，它们是依靠一种特殊的脂肪组织来产生热量的，这就是棕色脂肪。一小块棕色脂肪就能"燃烧"掉大量的糖类和脂肪，产生很多的热量，让老鼠的体温保持恒定。

后来，人们又发现，婴儿其实也不大会发抖，他们也是依靠棕色脂肪燃烧白色脂肪和糖类来保持体温恒定的。人们在婴儿的背部发现了大量的棕色脂肪。

再后来，人们又发现，虽然成人可以依靠发抖来在寒冷环境里取暖，但是成人体内的棕色脂肪并没有完全消失，在我们的颈部两侧、背部上侧、锁骨附近和脊椎边上还是分布着少量的棕色脂肪的。

再往后，一个非常重要的发现出现了：棕色脂肪和白色脂肪并不是绝对不变的，在某些情况下，它们是可以互相转化的。如果我们的身体里有大量棕色脂肪，那只要白色脂肪一堆积就会被棕色脂肪消耗掉，这样我们不就可以怎么吃都不胖了吗？

那么，我们要如何激活棕色脂肪呢？

科学家想到的第一个方法就是——"冷冻"。既然棕色脂肪的作用是产热以维持体温恒定，那我们只要能降温，比如冬天少穿件衣服、不开空调，夏天把空调多下调几度，自然就能刺激棕色脂肪的产生。

这在理论上应该是没错的。

一开始的小规模实验也证明了这个理论的正确性。研究人员把故意弄成肥胖症的小鼠放到5℃的低温下一个星期，发现小鼠的体重平均下降了14%。而澳大利亚悉尼加尔文医学研究所的内分泌学家保罗·李博士通过实验证明，慢性的冷刺激确实可以改变人体内的棕色脂肪的数量，它们会在寒冷的月份增加，而在温暖的月份减少，更加完美的是，这里的"寒冷"和"温暖"，分别只是19℃和27℃而已，并非是我们难以接受的温度。只要温度降低到19℃，并保持一个月，被实验者身体里的棕色脂肪就会增加30%-40%。

不过，这些还只是初步的实验效果，如果大大增加被实验者的数量，效果可能就没有那么美好了，在一项面向1972个人的调查中，我们发现在7.5%的女性和3%的男性体内完全检测不到活跃的棕色脂肪，哪怕是在寒冷的环境里。而且从现实中看，寒冷地区的人患肥胖症的概率并不比热带地区的人低，北欧那些平均气温很低的地方，照样有一堆一堆的胖子。

肯定还有些地方是我们没有注意到的吧。目前来看，冰冻减肥法的实用性并不是很好，我们还需要对其进行更多的研究。

锻炼是目前最靠谱的方法

除了冰冻法以外，我们还有其他方法能增加棕色脂肪，几年前就发现，一种名为PRDM16的蛋白质是控制棕色脂肪的关键，它能促进棕色脂肪的形成。而一些药物就能把这种蛋白质聚集到白色脂肪里，使其变成棕色脂肪。可惜的是，这些药物的副作用都不小，如果这些药用来救命，那副作用大点还可以接受，但是如果让人冒着生命危险来减肥，那就未免有些舍本逐末了。

但科学研究的步伐永不会停止，2012年1月《自然》上的一篇文章让人们看到了新的曙光：一种新的激素——鸢尾素被发现可以将白色脂肪转化成棕色脂肪，而且按目前一些初步的动物实验来看，人们并没有检测到鸢尾素有什么毒性和副作用。

不过，实验现在还处于初级阶段，我们离鸢尾素的商业化量产还有很长的路要走。如果我们想现在就感受到鸢尾素的作用，只有一个办法，就是去锻炼。经过锻炼后，我们的肌肉里就会分泌出一种特殊的蛋白，这种蛋白会促进人体合成鸢尾素，使体内的白色脂肪转化成棕色脂肪。

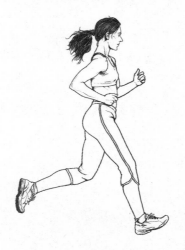

我想，总有一天，我们能够想吃就吃，而不用担心任何发胖的问题！

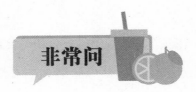

非常问

人们减肥真的是因为太重了吗？

也许你会认为："这算什么问题，减肥那么辛苦，如果不重那我减什么肥啊。"但问题是很多人对自己体重的认识很不正确，导致很多该减肥的人不认为自己重，而很多不重的人认为自己该减肥。

很多年前，广州市疾病预防控制中心对广州市16所学校进行调查，发现有20.74%的男性认为自己超重了，而有45.72%的女性认为自己超重了，但是有35.7%的男性和64.3%的女性说自己正在想办法减肥。那么，这么多想着减肥的女性里，真正超重的有多少呢？3.39%。也就是说想减肥的女性里，真的超重的人其实10%都没有。另一个有趣的现象是，这项调查中，23.95%的男性是真超重的，比认为自己超重的人还要多。

吃巧克力来减肥

　　几年前，在以色列特拉维夫大学，科学家们组织了一个关于减肥的实验，他们找了193名肥胖的成年人，把这些人分成两组。其中一组，男人一天只吃1600大卡热量的食物，女性只吃1400大卡热量的食物。这是一种比较典型的节食减肥食谱。一般正常工作的男性一天要消耗2000大卡以上的热量。吃的没有消耗的多，自然人就会瘦下来。最后也和大家预期中的一样，4个月后，这组人平均减轻了15千克。

　　如果实验到这里就结束的话，那事情就很完美了。但实验又进行了4个月，这些人的体重又平均反弹了10千克！对靠节食减肥的人来说，反弹真是一个挥之不去的梦魇，长期不反弹可以说是减肥途中人们面临的最大挑战。

　　上面说的是第一组的情况，还有第二组，他们吃的东西的热量和第一组的是一样的，唯一的区别是，这一组把食物的更多份额分配到早餐里去，他们的早餐富含碳水化合物和蛋白质，还包括一份甜点，比如巧克力。因为摄入的热量一致，所以前4个月，这组人和第一组中的人一样，平均减掉了15千克。令人振奋的是，在第一组人反弹10千克的后4个月里，他们平均继续减掉了6.8千克，虽然没有前4个月那么有效果，但毕竟是继续在减而不是反弹。到实验结束的时候，第二组的平均减肥成绩足足比第一组多了18千克。

无法控制的欲望

为什么？难道是甜点（比如巧克力）有什么神奇的功能？

没有，原因其实很简单：不吃甜点的人实在受不了艰苦的节食生涯，自暴自弃了，不再遵守饮食计划，导致平均反弹了10千克，而有甜食吃的人觉得这日子还行，还能坚持一下，所以又减了不少，这一来一去就差了十几千克。

这个研究告诉我们，欲望这个东西，只能控制，不能禁绝，否则不知道什么时候它就爆发，让你前功尽弃。

其实就算你不减肥，只是想吃得健康一点，也得遵循"只能控制，不能禁绝"的原则。有些人觉得，要做就做得最完美，完全按照中国营养学会设计的"中国居民平衡膳食宝塔"来吃。小学科学课本里就有这个宝塔，它对我们的日常饮食做了一个详细的规划：谷物一天要吃250-400克，蔬菜300-500克，水果200-400克，鱼虾50-100克，畜禽肉50-75克，蛋类25—50克，豆制品30—50克，奶类300克，油25—30克，盐6克。至于其他的什么糕点、零食，则一点都没提及，意思就是你想健康就全戒掉，都别吃。

可是，中国有几个人能长期遵照上面的指南来吃东西呢？很少，连营养师群体里都没几个人能完全做到。

反过来说，不遵守上面这个饮食规划就不健康吗？也不是，其实其他国家也有自己的膳食宝塔，而且内容和中国的差异巨大。中国的之所以这样设计，是为了适应中国人自己的习惯，而并不是因为只有这样吃才健康。其实要吃得健康，只需要遵守"三少三多"的准则就行了，"三少"是少盐、少糖、少饱和脂肪（动物体内的饱和脂肪含量较高，而植物体里不饱和脂肪较多），"三多"是多吃水果、多吃蔬菜、多吃膳食纤维（水果、蔬菜里虽然也有膳食纤维，但膳食纤维主要还是来自粗粮）。

因此，对于健康饮食，真正靠谱的做法是权衡自己的喜好和营养，不要一次把目标定得过高，一定要达到什么样什么样的高度。哪怕自己再喜欢吃，只要营养上稍微有一点问题就一点都不吃，这种做法，一天可以做到，两天可以做到，一个月、两个月就难了，几年、几十年的维持就更需要惊人的意志力。大多数人都没有这个意志力，这样的营养学，也就成了空中楼阁，看上去很美好，但是大家都不愿意去做，觉得自己反正无法维持，干脆就不去做了。

不健康的食品并非不能吃

如果有一个大营养师发微博说，自己今天吃了方便面，吃了汉堡包，买了糕点去看父母，那评论里一定质疑声一片，觉得你一个营养师怎么能吃方便面、汉堡包、糕点这些垃圾食品呢？人们自发地把食物分成两类，有营养的多吃，营养不好的绝对不能碰。但食物又哪里会这样泾渭分明呢？比如，很多人不吃方便面，认为其营养不好，但加了鸡蛋和很多生菜的方便面营养还不好吗？

还有汉堡包，很多人奇怪于一个问题：为什么牛肉、生菜、面包是健康食品，而三个东西合在一起做成汉堡包就成了垃圾食品了呢？其实，我们说某种食物是垃圾食品，多半是因为它糖和油超标。但"超一点"和"超很多"是不一样的，同一种食物被"缺脂肪的人"吃和被"脂肪过多的人"吃，其结果也不一样。一般而言，绝大多数食物只是不能吃太多，而"不能吃太多"和"绝对不能吃"是两回事。

那么，我们到底应该怎么吃呢？

首先，我们要分析自己的营养状况。比如，如果自己胖，那碳水化合物和脂肪含量高的东西就要严格控制，如果不胖就可以多吃点，如果缺钙，就要多喝牛奶，等等。

其次，我们要分析自己的饮食喜好。你如果就是喜欢吃方便面，那就少加调料，多加蔬菜（普通面条也可以这样做）。如果很喜欢吃巧克力，那就吃纯黑的，它比其他的巧克力更健康。如果就喜欢吃白米饭，那就要少吃点白米饭，多吃点粗粮。如果喜欢吃红烧肉，那就把纯肥肉啃掉不吃。如果喜欢喝可乐，那就喝使用甜味剂的零度可乐。

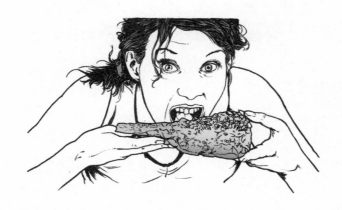

吃得健康有营养，并不是把自己的一切都推翻去套那个预定的模板，而是要从一点点小小的改变慢慢做起，只要能坚持，最终你就会发现，生活更加美好了。

大米的兄弟叫小米

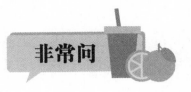

非常问

我个子比同龄人矮不少，想长高，
要怎么调整自己的饮食计划呢？

　　非常遗憾地说，只要饮食正常，就几乎没有营养不良的人，个子几乎全靠遗传来决定。如果你的身高基因不行，那不管你怎么吃都没用，营养学不是万能的。

　　当然，也不是完全没办法，也有一些风险巨大的"黑技术"可以实现增高，比如把腿骨打断，然后拉伸一点点，等骨头愈合后再打断……一直这样重复下去，直到达到需要的高度为止。

　　这种方法风险巨大，也很痛苦，所以一般只用于为肢体畸形的患者做矫正。

晒太阳也能补维生素

提到营养补充，人们第一反应就是通过吃来补充，但有一些营养元素并不是主要来自人们吃下去的食物，而是来自借助于外界条件下的自身合成。这些营养元素里，最知名的，非维生素D莫属。

佝偻病的治疗方法

提到维生素D，就不得不提佝偻症。佝偻症是一种小儿骨骼异常疾病，最常见到的表现是肋骨外翻、隆起，发展下去还会造成骨骼畸形生长。很早之前人们就发现，鱼肝油对治疗佝偻病可能有作用。

1913年，美国科学家麦科勒姆和戴维斯等人在鱼肝油里发现了一种物质，他们将其命名为"维生素A"。之后，英国医生梅兰比做实验确认，只要把鱼肝油喂给狗，狗就不会得佝偻病，于是他就得出结论：维生素A可以预防佝偻病。

但是事情到了1921年，又有了变化。当年发现了维生素A的科学家麦科勒姆又做了一个实验，他把鱼肝油里的维生素A破坏掉以后，重复了梅兰比的实验，结果竟然发现，狗还是不会得佝偻病。这就说明，当年梅兰比的结论是错的，维生素A并不能防治佝偻症，那么到底鱼肝油里的什么物质能防治佝偻病呢？

麦科勒姆认为，这一定是一种新的维生素，也是当时被发现的第四种维生素，于是他将其命名为维生素D。不过，那时人们还不知道，维生素D和其他维生素都不同，它并不是主要靠吃来摄取的。

虽然人们搞错了维生素D的摄取渠道，但是"鱼肝油能预防小儿佝偻病"这个常识，倒是日益深入人心。现在在中国，如果家庭条件允许，家长都喜欢买一些鱼肝油给孩子吃——一般只是给很小的孩子吃，孩子几岁以后就不吃了。

不过，好多家长并不知道佝偻病这个东西，只是听说鱼肝油能补钙而已。而产生佝偻症的一个重要原因，就是人体没有吸收到足够的钙。那么这维生素D和钙又有什么关系呢？

补钙并不是要补充钙

虽然"补钙"这个概念在现在的中国十分深入人心，但其实好多人并不缺乏钙的摄入，比如对刚出生的婴儿而言，母乳也好，奶粉也好，都含有数量充足的钙，他（她）是绝对不会缺乏钙的摄入的。很多人的问题在于：钙的吸收有问题。再多的钙，如果不被吸收全流失掉了，那也会引发缺钙。

维生素D就是促进钙质吸收的一个很关键的元素，从肠道吸收钙开始到最后钙在骨头上沉积下来，这一系列的过程都受到维生素D的调节作用。如果缺少了维生素D，那就算吃再多的钙，也依旧会出现缺钙的情况。

不过，维生素D在大多数食物里含量很低，远远不够用。而鱼肝油就是那极少数富含维生素D的食物之一。但那些买不起鱼肝油的家庭呢？他们的小孩是怎么获得足够的维生素D的呢？

1925年，人们发现一种固醇类物质可以在紫外线的照射下形成一种脂溶性的维生素（即维生素D_3，是维生素D的一种变形，主要存在于动物体内）。1928年，阿道夫·温道斯因此获得了诺贝尔化学奖。

VD 主要来自人类自身

现在我们知道，人体内的大多数维生素D都不是从食物中摄取的，而是由被紫外线照射后的自身合成所得。日常生活中，紫外线的主要来源是太阳光。维生素D缺乏症之所以在婴儿身上比较多，也跟成人对小孩保护过度有关——婴儿被包着，接触不到太多的阳光。

正常情况下，我们只需要晒上15分钟左右的太阳，就能合成足够身体一天所需的维生素D。一般人就算再怎么"宅"，在外面待上15分钟的时间还是有的。

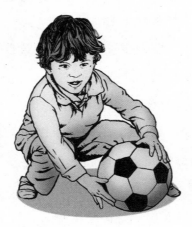

这是正常情况，那么不正常的情况下怎么办呢？比如，太阳太烈，很多爱美的女性怕晒黑，全身涂上防晒霜。防晒霜号称能完全阻断紫外线的入侵，如果紫外线完全被阻隔，那维生素D又如何合成呢？

从理论上来说，紫外线既然被阻断了，维生素D的合成一定会受到影响，剩下的问题就是这个影响到底有多大。不过，美国人历年的研究都无法证明防晒霜会妨碍维生素D的合成，也就是说涂防晒霜对维生素D的合成影响其实很小。

所以，补钙最重要的不是吃什么，而是别宅在家里，每

大嚼科学 营养卷

天都出去晒晒太阳，这样才能保证我们的身体在成长时获得足够的钙。

我们的身体里有不少的营养成分都是自身合成的，所以很多时候，"吃什么补什么"这句话是完全错误的。以前，我们都认为胆固醇是吃进去的，所以千方百计要限制胆固醇的摄入，什么"一天不能吃一个以上的鸡蛋"之类的。但现在我们知道，人体内的胆固醇主要是自身合成的，你吃多吃少影响并不大。所以美国最新的饮食指南里，已经不再限制胆固醇的摄入了。换句话说，一天吃好几个鸡蛋其实并没有什么事。

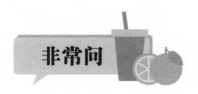

非常问

晒太阳晒少了会缺钙，那晒多了会怎么样？

过犹不及。阳光照射多了，会晒伤皮肤，如果长期过量晒太阳，还会导致出现另一个严重的问题——光老化。至于光老化是什么样子的，你只要搜索一下世界首富比尔·盖茨的近照就知道了。

成绩不好？也许只是因为缺铁了

对学习成绩不好的同学，老师一般会分析出很多的原因，比如，懒，学习方法不对，等等。但恐怕极少会有老师说："某某同学学习不好，是因为吃得不对。"

但确实有些同学，学习不好是因为饮食有问题，而且这样的学生还不少。

贫穷导致成绩差

很多人都不知道的是，虽然中国已经是世界第二大经济体了，虽然我们已经有能力把我们的机器送上月球了，但是据报道，我国依旧有一千多万儿童因为穷而营养不良和患有缺铁性贫血。贫血会影响他们的大脑发育，让他们无法和普通儿童一样进行有效的学习，导致成绩较差。

那如何改善这种状况呢？根据美国斯坦福大学的罗斯高教授在中国的研究，改变这一切，仅仅需要每天用几毛钱来买复合维生素片，这种维生素片里包含了多种维生素和微量元素，其中也包括了铁，可以治疗缺铁性贫血。

为什么微量元素和维生素有那么多种，偏偏是铁成了许多孩子成绩不好的关键因素呢？

这个我们要从贫困学生的饮食习惯上说起。因为穷，他们一般是吃不起肉的，主要吃米饭，以及黄豆、咸菜之类的素食，而且数量也不会太多。或者他们干脆就吃几个馒头，没有任何配菜。而对于最贫困的那些儿童而言，这些还算是好的，他们很可能吃不饱，每天饿着肚子上课。饥饿会导致这些最贫穷的孩子血糖低，无法集中精力。于是，他们要么睡觉，要么玩闹，反正就是没法好好上课——大脑的思维活动需要大量的血糖来供能，而他们吃下的食物并不能供应足够的能量。哪怕他们中的每一个人都是宝马车，但是缺少油料会让他们连拖拉机都跑不过。

每天只吃素最明显的问题就是：素食里的铁很少，且人体对其吸收的效率很低，所以大量的贫困儿童就因为缺铁患上了贫血。偏偏现在扶贫的人还喜欢提供鸡蛋给贫困儿童当营养午餐，鸡蛋虽然营养丰富，但是含有的铁依旧不多，而且吸收率也高不到哪里去。

罗斯高教授在考察了中国福建、宁夏、青海、甘肃等省的超过两万名农村学生以后发现，在被考察的这些儿童中，患有缺铁性贫血的儿童比例在30%-50%之间。从学习成绩上来看，贫血学生的学习成绩明显低于不贫血的学生。这些学生每天服用复合维生素片半年以后，成绩有了一个明显的进步，这说明：一天只要花几毛钱，就可能改变这些孩子的命运。

正常吃肉的人很少贫血

那么，生活在城市里的孩子会出现缺铁性贫血吗？一般是不会的。食物里的铁可以分成两种。一种叫血红素铁，这种铁吸收率高，能达到20%，容易被身体利用，但是几乎只存在于各种肉类和内脏里面，特别是肝脏里，100克猪肝含铁高达22.6毫克，而男性一天的铁摄入推荐量还不到20毫克。

另一种铁叫非血红素铁，植物里的铁，鸡蛋、贝类里的铁基本都属于这种铁。植物里的草酸大大阻碍了铁的吸收，导致这种铁吸收率只有10%甚至更低，像是菠菜里铁的吸收率只有1%左右，极难被身体所利用。如果单纯只是看含铁量，蔬菜的含铁量其实并不比猪肉少多少，比如，菠菜的含铁量足以和猪肉媲美，但就是因为吸收很难，所以吃菠菜补铁的效率比起吃肉要低很多。

现在城市里的孩子很少有吃不起肉的，多半倒是肉吃太多了，自然就很少会患缺铁性贫血。不过，如果有的同学就是不喜欢吃肉，天天吃素，同时还不喜欢吃水果，维生素C摄入不足（维生素C会促进铁的吸收），那患缺铁性贫血的概率就会大增。

按照中国营养学会的推荐，女性需要摄入更多的铁。学会推荐铁的一天摄入量，成年男性为12毫克，成年女性为20毫克。不喜欢吃肉而喜欢吃素的大多是女性，这导致女性患上缺铁性贫血的概率比男性要高很多。我们日常生活中经常听到一些女性说自己手脚冰凉，这可能是因为这些女性穿得少又缺乏运动，但缺铁性贫血也会导致手脚冰凉。

如果不幸患上了缺铁性贫血，要怎么来治疗呢？

"补血" 还要靠肉

如果是轻微贫血，那我们可以靠吃富含血红素铁的食物来治疗，比如内脏、血制品（比如血豆腐）和肉。

猪肝补铁效果最好，其他内脏和血制品效果也不错，不过这些食物也容易富集各种重金属，造成重金属污染，特别是猪肝。所以，如果不贫血，那这些东西最好不要吃太多。一天吃150克瘦肉，就能保证我们得到足够的铁。

大米的兄弟叫小米

199

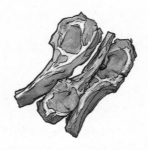

　　除了这些，我们平常还会接触到一些补铁的说法，比如铁锅能补铁。铁锅上的铁确实会有一些进入菜里，但那个量非常少，吸收率也非常低，可以说是杯水车薪。但如果实在没办法了，这也是一个补铁的方法，就像中世纪的时候，母亲们会把铁钉嵌入苹果里一段时间，等铁钉里少量的铁溶入苹果里后，再把苹果给瘦弱、乏力的丫头吃，以治疗缺铁性贫血，不过这种方法只能说聊胜于无。

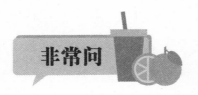

非常问

我补充复合维生素能够提高成绩吗？

　　受到广告的影响，很多家长觉得复合维生素就是补品，小孩子多吃点补品自然就能更好地学习，但可惜的是，在营养正常的情况下补充复合维生素并没有什么作用，更不可能提高我们的成绩。

　　除非你在补充复合维生素的同时努力学习，那倒可以提高成绩。

好喝的牛奶更健康吗

　　牛奶是我们日常生活中见到的花样较多的一种食物，纯牛奶、鲜牛奶、复原奶、舒化奶、甜牛奶、酸奶……各种五花八门的牛奶加工品充斥着我们的生活。那到底哪种牛奶最好呢？

鲜奶不是生奶

　　我们首先要搞清楚这些五花八门的牛奶之间到底有什么区别。

　　我们平常接触最多的牛奶应该是纯牛奶，在很多人的想象中，纯牛奶就是从奶牛身上挤出来的奶，包装一下即可出售，但实际上并不是这样的。从奶牛身上直接挤出来的奶叫"生奶"，生奶可以说是营养最好的奶了，但不能直接饮用。

　　为什么不能直接喝呢？很多人不都是直接喝妈妈的奶长大的吗？

主要的问题还是不干净。奶牛毕竟不是人，你很难保证某头奶牛一定就是健康的、干净的，万一那头奶牛有点什么病——特别是乳腺炎——那牛奶里的细菌数就很容易大大超标。

　　就算奶牛是健康的、干净的，我们也不可能直接喝牛奶，而是要用容器去接，用车去运输，用机器去包装……牛奶因为营养丰富，很容易滋生细菌，上述的过程里稍微有一点没做好，就会有大量细菌滋生，所以生奶是不能直接饮用的，至少需要被杀菌消毒。

　　一般来说，我们杀菌消毒的手段有两种。第一种是低温处理，将牛奶在63℃下杀菌30分钟或者在72℃下杀菌15秒，这种杀菌方法叫巴氏消毒，使用这种杀菌法的牛奶叫巴氏奶，巴氏奶包装盒上会写着"鲜牛奶"。这种杀菌法的问题是：因为温度不够，杀菌后理论上还会有大概十万分之一的细菌残留下来，所以这种牛奶保质期很短，只有一两个星期，而且必须在冰箱里保存。

　　另一种是高温处理，在140℃下保持4秒，这种杀菌法叫超高温灭菌，使用这种杀菌法的牛奶叫常温奶，它不用冰箱就可以储存，而且往往能储存数月之久。但和前者相比，常温奶中少数不耐高温的维生素会有流失，所以营养价值稍低。

　　常温奶根据原料不同又分成两种：一种是直接用生奶做原料的，叫纯牛奶；另一种是为了运输方便，使用奶粉冲泡而

大米的兄弟叫小米

成的，叫复原乳。和纯牛奶相比，复原乳的维生素流失更严重。但是我们喝牛奶主要是为了两样营养：蛋白质和钙。这两样营养在上述牛奶中的含量倒是差不多，所以我们喝哪种都可以。

不知道是不是因为中国人没有喝牛奶的习惯，我们中的很多人都觉得纯牛奶难以下咽，很不好喝，所以，国内每天都喝纯牛奶的人是很少的。另外，牛奶里乳糖的含量为4%左右，绝大部分国人体内分解乳糖的酶并不十分充足，如果短时间内大量饮用牛奶（比如1升以上），很可能会因为消化问题拉肚子。不过幸运的是，绝大部分人一天喝一两杯牛奶还是没事的。

如果你非常不幸地刚好是那一喝牛奶就拉肚子的人，那你可以喝舒化奶和酸奶，这两种牛奶里的乳糖基本都被水解了，但就是多了这么一步工序，导致了它们价格的暴涨。

好喝的牛奶多半加糖

和牛奶相比，酸奶的营养价值是更高的，因为发酵过后酸奶里的营养更容易被吸收，而且酸奶里还添加了益生菌，但对普通人来说，牛奶已经不怎么好喝了，而酸奶更是无法入口。

等等，为什么在超市买的酸奶很好喝呢？因为很多厂商为了让人们能喝下去，在酸奶里加了很多糖，个别品牌的糖含量甚至超过了15%，比可乐的糖含量大很多！

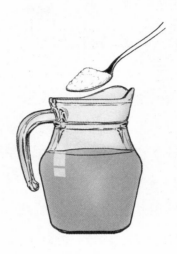

同样，我们还有各种调制奶——往牛奶里面加糖或者甜味剂来增加甜味，掩盖牛奶的味道，比如各种口味的早餐奶。早餐奶里不但会有糖和甜味剂，还会有各种不同的用于产生不同口感的香精。

因为小孩子的口味偏甜，所以儿童奶可以说是加糖最多的牛奶之一了，糖含量普遍接近8%。很多家长搞不清楚儿童奶为什么叫儿童奶，常常认为儿童奶是质量更好、更适合小孩的牛奶，所以专门给孩子买儿童奶。实际上除了口味外，添加了大量糖分的儿童奶才是最不适合儿童喝的牛奶之一。

不过，调制奶虽然说加了很多七七八八的东西，但它至少还算是牛奶，而有些乳饮料就完全不是牛奶了，它们一般是用占总量三分之一的牛奶加上糖和甜味剂，再加上少量果汁，以及各种增稠剂、起云剂、调味剂等做成的。

反抗身体暴政

虽然我们本能地觉得，天然的、未经加工的、纯的东西会更好吃一些，但现实是：我们的身体更喜欢由调料带来的那具有冲击性的味觉感受。这一点不但体现在牛奶身上，还体现在其他食物——比如上文所说的豆浆身上。

我们的身体远比我们想象中的要简单，为了生存，它往往会提取出一个非常简单的结论，然后无限制地推广。脂肪能提供大量能量，所以身体就喜欢全脂奶，而觉得脱脂奶没味道，但是它不会去考虑自己需不需要脂肪——哪怕是一个全身堆满了脂肪的几百千克重的大胖子，他的身体也依旧会让他喜欢吃脂肪。

还有，甜味意味着碳水化合物很丰富，碳水化合物意味着我们不会被饿死，所以我们喜欢甜味，无可救药地喜欢甜味。哪怕产生甜味的也许只是完全不含能量的甜味剂，哪怕我们吃下的大量的糖已经腐蚀完了我们的牙齿，身体也不会去管，它依旧渴求着甜味。

反抗愚蠢身体的暴政，进行拨乱反正，也许才是我们最需要去做的事情。

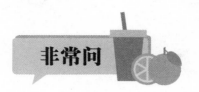

非常问

为什么速生鸡没土鸡好吃呢？

　　土鸡因为养殖的时间特别长，所以有足够的时间来沉积具有多种口味的物质，而速生鸡活个几十天就被拿出笼宰杀了，根本没有时间来慢慢积累这些东西，所以，两者的口味有明显的差别。

　　但是和糖、盐这些东西不同的是，我们对鸡肉这些食物的喜好更多地是基于回忆而不是基于基因。对习惯了速生鸡口味的小孩子来说，土鸡也许没有肯德基里的炸鸡好吃。

大米的兄弟叫小米

207

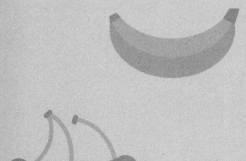
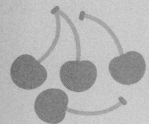
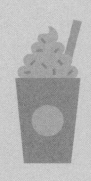
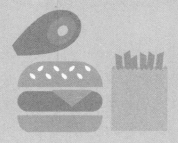

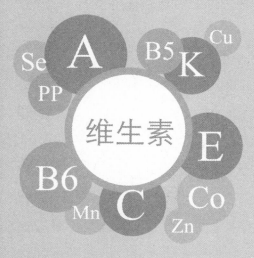

Se A B5 K Cu
PP
维生素
B6 E
Mn C Co
Zn

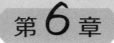

第6章

健康饮食，就是这么简单

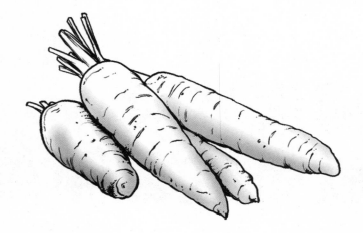

关于 "补钙"

对于多数国人来说，补钙应是较早接触到的营养学知识之一。世界人民了解补钙的重要性也很早，早在975年，西方人就发现硫酸钙（那个时候叫"巴黎石膏"）对骨折的治疗很有帮助。

国人需要补钙

现代中国人为什么这么推崇补钙？一方面，大概是因为国人确实缺钙。2002年的中国居民营养与健康调查报告显示，国人平均的钙摄入量仅为390毫克，而且处于逐年下降的状态。这个数值要远远低于中国营养学会给出的钙摄入最低推荐值——成人800毫克。另一方面，我们把太多的锅都甩给了钙。小孩子掉头发是缺钙，夜里哭闹是缺钙，腿抽筋是缺钙，长不高是缺钙，好像钙是万能的一样。

人体不可能这么简单。造成这些现象的原因很复杂，可能有多种，有些原因可能和缺钙稍微挂点边，比如掉头发、哭闹，可能是因为前面说过的佝偻病。但是佝偻病和缺钙并没有直接关系。腿抽筋也不一定是缺钙，可能只是着凉了，或者饿了，甚至只是累了而已。当然，如果缺钙严重，确实也更容易发生腿抽筋。

而长不高真的和钙没什么直接关系，身高的第一大影响因素是遗传，这个锅首先应该甩给父母。如果你遗传了矮个子的基因，那基本上再怎么补钙也是长不高的。当然，有高个基因的人也不一定就会长很高，还要看他总体的营养状况，他如果严重营养不良，那么很可能会长不高。钙只能算是无数营养元素中的一种而已，"长不高"这个锅这么大，如果单单扣在钙的头上，那就实在太冤枉它了。

钙，不能乱补

关于补钙，大众的很多做法都是错误的，比如前文说的给婴儿补钙。还有，很多人年纪大了，出现了骨质疏松的症状，骨头变脆，容易骨折，于是就想起补钙来了，到处买钙片，还要买最贵的那种，认为贵的效果好。可惜的是，这个时候才想起补钙已经晚了，这个时候吃再多的钙，也治不好骨质疏松。而且，钙片吃多了还容易患肾结石。一篇发表在《心脏》杂志上的研究还发现，定期服用钙片的人群，患心脏病的风险要比不吃钙片的人群高出86%。作者认为，如果同样的钙通过食物缓慢摄入，就没有问题，但钙片使大量的钙在短时间内进入人体，导致血液里的钙含量突然飙升，人体调节不过来，这才是问题出现的原因。

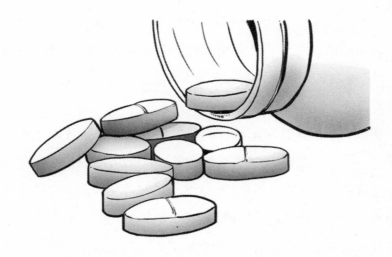

　　为了应对骨质疏松，正确的做法是在其发生之前，也就是在我们还年轻的时候就开始补钙，保证充足的钙供给，把问题扼杀在萌芽里，而不是等到老了出事了才想起补救。可惜的是，当我们还年轻的时候，因为没有症状，很少有人想到去补钙。

　　懒得补钙可以理解，那为什么钙的摄入量逐渐下降了呢？我猜应该是和经济发展了，人民生活走向富裕有关。

吃肉多容易缺钙

　　日常生活中，中国人钙的摄入主要来自两个食物类别：一个是奶类，一个是各种绿叶菜。其他来源还有传统的豆腐、虾皮、海带等，但很少有人会天天吃这些，一次吃的量也不会太大，所以只能是钙的补充来源，而不是主要来源。

　　奶类的问题在于，从古至今我们都没有喝奶的习惯，而且乳糖不耐受的问题，让很多中国人对牛奶有误解，觉得喝了牛奶要拉肚子。

　　所以，中国人日常钙摄入的最主要来源是绿叶菜。一般来说，如果每天能吃下500克绿色蔬菜，那我们能获得300毫克的钙（这是个平均值。如果只吃含钙少的绿叶菜，获得的钙会少很多）。二十世纪八十年代的时候，我们日均钙的摄入量几乎是现在的两倍，就是因为那个时候我们吃不起肉，只能吃蔬菜、豆腐之类的。随着人民生活走向富裕，人们吃的蔬菜越来越少，吃的肉越来越多，而肉类的钙含量是很低的。

　　有些人抱着吃什么补什么的想法，认为既然想补钙，那买排骨炖汤喝不是可以补吗？可惜的是，虽然骨头里钙很多，但几乎无法被人体利用，除非我们用一高压锅的醋来炖排骨，否则那些钙并不会进入骨头汤里。用一锅醋炖排骨，对于一般人而言，是不现实的。而且直接吃骨头更不现实，大家所谓的"啃骨头"都是啃上面的肉和脂肪,而不是真的把骨头咬碎咽下。

当然,我们不能要求人们回到过去,不吃肉也不是健康的生活方式。就目前来说,最简单高效的补钙方式就是喝牛奶,500克牛奶里就有超过500毫克的钙,再加上蔬菜里的300毫克,完全能达到成人的推荐标准了。

如果你有严重的乳糖不耐受症状或者一喝牛奶就想吐,那也有其他的方法。传统豆腐的钙含量同样很高,每天吃500克传统豆腐也能获得很多的钙。酸奶和舒化奶里面乳糖大多已经被水解了,不会引发乳糖不耐受,而补钙的效果也没有打任何折扣。

如果这些方法你都无法接受,那就需要考虑用钙片来补钙了,建议一片钙片可以分成两半,早上吃一半,晚上吃一半,以防止血液里的钙含量突然飙升。

大米的兄弟叫小米

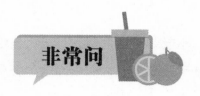

非常问

能吃虾壳来补钙吗？

理论上来说，虾壳确实含有很多的钙，比如使用整只虾制成的虾皮，肉很少，几乎全是壳，在相同重量下其含钙量接近牛奶的10倍。

不过，这些钙很难被吸收，吸收率只有牛奶的1/10左右，这样算下来，被吸收的钙和牛奶中的钙差不多。100克牛奶很容易喝下，但100克虾皮很难吃下——吃那么多虾皮，咸都咸死了。

维生素A和胡萝卜的恩怨情仇

中国民间一直有这样的说法，说吃胡萝卜可以护肝明目，我到现在还没明白胡萝卜为什么能护肝，不过明目这个，倒是可以说道说道。

胡萝卜可以治夜盲症

说胡萝卜可以明目，理由一般是胡萝卜里面含有β-胡萝卜素，而β-胡萝卜素可以在人体内按需转换成维生素A，维生素A是合成视觉细胞里面的感光物质的重要原料。如果人体缺乏维生素A，感光物质无法合成，人们就会患上夜盲症，在晚上或者其他很暗的环境下，视力会大幅度下降，完全看不清楚东西。

这样的人如果吃了胡萝卜，那确实可以明目。但如果一个人是因为患了近视眼而看不清楚的话，那吃胡萝卜对他是没有任何用处的，还不如去眼镜店配一副近视眼镜来得简单高效。

维生素 A 吃多了会中毒

既然说了β-胡萝卜素，那自然不能不提维生素A。这两个东西经常被一起提到，很多人干脆把它们当一个东西处理，但其实两者差别很大。维生素A是一种脂溶性维生素，不溶于水，很难被从身体里排出体外，会大量积聚在肝脏里，因此很容易摄入过量。特别是对小孩子而言，维生素A积聚太多了就可能对肝脏造成损害，并且导致骨骼生长异常。所以，维生素A的推荐摄入量很低，比如中国营养学会对成人男女推荐的最低量分别为800微克和700微克，这个量小到什么程度呢？大概吃14-16克也就是两小块猪肝就达标了。平常喜欢吃猪肝的人，一顿能吃掉推荐量的10倍都不止。以前，有不少欧洲探险者从北极回来后，出现过维生素A急性中毒的症状——蜕皮、肝损伤、出血，甚至会昏迷和死亡，就是因为他们吃了北极熊的肝脏，那里面有比猪肝中还要多很多的维生素A。

不过，现在维生素A中毒的人其实很少，毕竟极少有人把猪肝当猪肉那样大量吃，而猪肉里的维生素A就要少得多了，果蔬里更是几乎没有。现在如果维生素A中毒，那一般是保健品吃多了，比如给婴儿吃的鱼肝油里就有很多维生素A，如果小孩不知道，偷偷吃个一瓶，那就很可能出现维生素A急性中毒症状。

更多的人其实是维生素A摄入不足，据世界卫生组织几年前的报告，全世界估计有1.9亿的学龄前儿童受维生素A缺乏症的影响，每年发展中国家里都有约35万儿童因此失明，67万儿童因此免疫力低下，最终死于继发感染。

多吃胡萝卜补充维生素A

维生素A那么危险，又那么重要，我们最好用β–胡萝卜素来代替它。β–胡萝卜素只是维生素A的原料，它要发挥作用，就需要转化成维生素A，而身体则可以控制这个转化过程的快慢：如果我们体内维生素A多了，身体就会让这个转化过程慢下来；如果我们体内的维生素A少了，那么身体就会加快这个转化的过程。

这样的转化机制，也有缺点：转化需要时间，效率也比直接吸收低得多。我们需要多摄入比维生素A多12倍的β–胡萝卜素才能满足身体的需求，一小块猪肝的效果就能抵得上一大把胡萝卜。

不过，β–胡萝卜素对人体几乎没有坏处。"几乎没有"，意思是说它还是有一些问题的。"胡萝卜素血症"就是由身体里储存了太多β–胡萝卜素导致的。如果你每天都吃很多的

219

南瓜、胡萝卜、橘子这些橙色的富含胡萝卜素的食物，那么橙色色素就会大量进入你的血液，于是你的皮肤就会变黄，这对爱美的女性来说简直就是世界末日，没有人会想变成一个"小黄人"。

幸运的是，这个病虽然听起来很厉害，但它的危害也就仅限于让你变黄而已，而且只要你停止吃这些橙色的果蔬，过上几个星期，你的皮肤就会慢慢地变回原来的颜色。

非常问

胡萝卜一定要用油炒才行吗？

如果你问身边的人，他们多半会说胡萝卜一定要用油炒才好被人体吸收。

这话有一定道理，毕竟 β−胡萝卜素不溶于水，人体对它的吸收需要有脂肪的协助。不过，我们是在小肠里对它进行吸收的，而不是在嘴巴里，所以只要我们在一餐中同时摄入其他的脂肪，胡萝卜和脂肪自然就会混合在一起。因此，我们不用特意用油去炒胡萝卜。

纯素食更有利于健康?

前面我们讲过,一个人如果只吃肉,不吃任何蔬菜、水果,那么他很可能会死。但如果反过来呢?不吃肉,只吃各种蔬菜、水果和米饭会死吗?要回答这个问题,我们首先要知道:我们能活下去,依靠的是能量,而脂肪能够为我们提供很多能量。在远古时期,肉是脂肪的主要来源;而到了现在,情况有所改变。

脂肪越多,能量越多

人类对脂肪有一种疯狂的嗜好,当我们说某种肉好吃的时候,多半就是指这种肉里的油脂恰到好处,很好吃,而和它是否是瘦肉没有什么关系,比如,我们说过的"鸡胸肉没有鸡翅好吃"就是这个道理。

人们为什么会如此爱好脂肪呢?因为脂肪既难获得,又很重要。在很多年前，我们手里最常见的武器是打磨过的石头，我们需要用这些简陋的武器来猎取巨大的猛犸象等凶猛动物获取肉食。当然，我们也可以用几天几夜去追逐一只羚羊。不管用哪种方法，我们能获取的肉食都不多。而且，野生动物体内的脂肪含量往往都不高，不像现在的猪那样，一刀能割下一片肥肉来。

脂肪对人很重要，1克的糖类只能提供4大卡热量，而1克的脂肪能提供9大卡热量，这让脂肪非常适合用来储存能量。所以，人们身体里储存的脂肪越多，就有越高的概率能在饥荒中活下去。

不吃肉，同样会胖

到了几百年前，当火车和防腐剂被发明以后，运输和储存的问题被解决了，食物的种类、数量突然开始了井喷式的增长，人类有了各种各样的获取脂肪的途径。一个人就算一口肉都不吃，他也可能从植物油或饼干里摄入过多的脂肪。一般而言，饼干里的脂肪含量在10%左右，而某些夹心饼干，以及烘焙店里的一些酥脆的饼干，脂肪含量更是超过20%。花生之类的坚果，脂肪含量接近50%。

所以，我们哪怕一口肉都不吃，也不会缺脂肪，而且，同样会变胖——全吃素食的胖和尚还是有的！

纯素食并不等于健康

　　肉里除了脂肪以外，蛋白质也很多。缺乏蛋白质会导致严重营养不良，让人疲乏无力，全身浮肿。提到优质蛋白，绝大多数人首先想到的就是牛肉之类的肉食。含有优质蛋白的蔬菜、水果确实极少，很多蛋白质中的氨基酸组成很不合理，人吃多了会加重肾脏的负担。这里有个例外，大豆类食物富含优质蛋白——虽然质量上依旧不如牛肉、鸡肉中的肉类蛋白，但差距并不大。

　　肉里除了有脂肪和蛋白质以外，还有铁、锌、维生素B_{12}等营养元素。也有不少含有很多铁的蔬菜，比如大力水手喜欢吃的菠菜。鸡蛋里也含有不少铁。不过，正如前文中所述的，含量高不等于吸收率高，人体对菠菜和鸡蛋里的铁的吸收率比对肉里铁的吸收率低多了。

　　而维生素B_{12}几乎只存在于肉食里，蔬菜、水果里极少，单靠吃蔬菜、水果是绝对无法满足人体对B_{12}的需求的。如果B_{12}摄入不足，可能会引发恶性贫血。而且，因为维生素B_{12}是构成神经系统的重要原料，所以人类缺乏B_{12}往往会表现出难以解释的神经症状，比如健忘、易激动、抑郁、冷漠等。B_{12}缺乏症虽然患者众多（据调查，美国15%~20%的老年人患有B_{12}缺乏症），但是一般不厉害，症状又很多，很难确定具体

223

原因，所以并没有引起足够的重视。

　　因此，对于纯吃素食的人来说，要活得很健康也很不容易，首先他要能买到专门添加了维生素B_{12}的素食，然后他还需要有一份营养师专门为他设计的素食食谱，并且严格地按照食谱执行。这些对于一般人来说都是很难实现的。

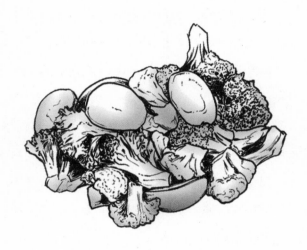

　　所以，虽然我们经常能在电视上看到一些明星说素食很健康，有各种好处，但对一般人来说，最好还是不要去学习这种纯素食的饮食方式。和纯荤食比起来，纯素食确实更容易达到健康的标准，但如果和荤素搭配相比，它就一点优势都没有了。

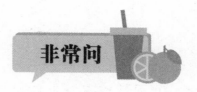

非常问

彪悍的大猩猩只吃素食吗？

　　外形彪悍的大猩猩却拥有一个几乎是纯素食的食谱，食谱上有树叶、嫩芽、树枝、水果等。它们吃得很多，据估计，一只雄性成年大猩猩，每天要吃30千克植物！不过，大猩猩并非一点肉都不吃，和大熊猫一样，它们偶尔还是会吃点肉的。

大米的兄弟叫小米

水要怎么喝

有一个奇怪的现象，每当我们碰到什么健康问题的时候，别人的建议里往往有这么一条："多喝热水。"感冒了怎么办？多喝热水。咳嗽了怎么办？多喝热水。身体不舒服怎么办？多喝热水。上火了怎么办？多喝热水。便秘了怎么办？还是多喝热水。

多喝热水几乎就成了一个包治百病的方法。可是，前面我们讲过，水不能喝太多，否则会得低钠症。那这水到底要怎么喝呢？而且，健康的人喝那么多水真的有好处吗？

一天要喝 8 杯水？

如果你问身边的人，一天喝多少水为好，那肯定会有答案是"8杯"。

8杯这个数量是哪里来的呢？这已经很难进行准确考证了。

大嚼科学
营养卷

不过，美国营养学家弗雷德里克罗·斯特尔曾经在没有任何科学根据的情况下，鼓励"人们每天至少要喝6到8杯水"，"8杯水"的说法也许就是从那个时候传开的。但是，8杯水，多大的杯子才算是1杯呢？咖啡杯算1杯吗？小酒盅算1杯吗？还是必须要用大号玻璃杯？

还有一个问题是，我们人体需求的水，并不仅仅是靠喝水来获取的。比如，美国医学科学院食物与营养委员会的调查表明，我们摄取的水，有20%来自食物，剩下的来自饮料和白开水。这份调查还给出了大致的推荐量：女性每天2.7升，男性每天3.7升。这个推荐量里的水也包括食物里的水、汤和饮料里的水等，而不仅仅是白开水。

但问题是，这个推荐量针对的是美国人，不同人之间对水的需求相差很大，更何况我们还是不同的人种，所以对我们而言，这个推荐量没有多少意义。所以，这份调查对喝水的最终建议是：绝大多数健康人只要依据是否口渴来饮水，就可以充分摄取所需水分。

渴了就喝，不渴就不喝。并没有证据表明，不渴还喝一堆水对人有多少好处。

吃饭的时候能喝水吗

平时，大人们总是要我们多喝水。但吃饭的时候，有些大人就不给我们水喝，还振振有词地说："吃饭时不能喝水，否则会冲淡胃液，导致消化不良。"搞笑的是，如果在水里加点东西，弄成饮料或者汤，他们就不反对喝了。这实在让人无法理解。水就是水，如果喝水会冲淡胃液，那么就算往里面加排骨也不会改善这种情况。实际上，直接饮用的水也好，汤里、饮料里的水也好，并不会对胃液产生多少影响。医生对手术前喝水的病人的胃液分析也表明，不管喝不喝水，病人的胃液成分、浓度都不会有明显的变化。

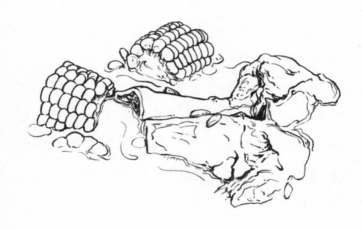

水一定要喝热的吗

很多国人对白开水很执着，就是认为白开水必须要趁热喝，冰水会把人的胃冰坏。奇怪的是，这种说法只在国人中间流行。日本人喝水，常常是对着水龙头直接喝（日本的自来水是可以直接喝的）。美国人也一样，不管是学校、家里还是餐馆，小孩子总是直接从冰箱里拿冰水和冰饮料喝，哪怕是冬天也这样。一般来说，美国人只有在泡东西的时候才会想起用热水，因为冷水泡不了。

大家都是人类，外国人的胃也不会比中国人的胃更厚，所以喝热水还是冷水就只能归结为习惯问题了。很多国人还真是必须要喝热的，因为他们已经完全习惯于热水了，突然喝大量冰水胃就会受不了。

几年前有段时间，我很想知道我们对冰水的恐惧到底有没有道理，所以就每天早上喝冰水和冰饮料，坚持了一个月。我就想看看胃会不会罢工，结果一个月后，它一点异常也没有。不过这也可能是因为我平时就经常喝这些，身体已经习惯了吧。

是喝冷水，还是喝热水，虽然是习惯问题，但有一点要注意：太烫的水不能喝。一是因为烫嘴，二是因为致癌。对，你没看错：致癌。

我们的口腔能耐受的高温只有约50-60℃，如果喝下的开水或饮料太烫，超过75℃，那口腔就会被烫伤。口腔的恢复力很强大，这些烫伤很快就会被修复，然后口腔再次被烫伤——喜欢喝热茶水的人会陷入一个水越热才能喝得越畅快的恶性循环之中。这样下去，口腔里的组织就不断受伤、脱落、增生、修复，引发口腔和食道的溃疡。在修复的过程中，增生的细胞中会逐渐出现一些不正常的细胞，这些细胞变多了以后就形成了癌组织。

纯净水、矿泉水，哪个好

我们常常听到这样的说法：纯净水不能喝，因为里面缺乏矿物质，容易导致身体缺少这些矿物质。我们还常常听到这样的说法：矿物质含量很高的水（被称为硬水）不能喝，会导致结石。这实在太难为水了，含的矿物质少了不行，多了也不行。

但实际上，不管是纯净水还是矿泉水，主要成分都是水，就算是矿物质含量相对较高的硬水，它含的矿物质和食物里的矿物质比起来，也是十分稀少的。如果我们真的缺矿物质，那主要是因为我们吃下的食物里的矿物质太少，而不是喝下的水里的矿物质太少。至于结石，导致结石的原因很多：自身代谢异常、当地气候、饮食结构、遗传……研究发现，水硬不硬和结石没有关系：有一些地方，水硬度很高，结石病很少；也有一些地方，水硬度很低，结石病很多。

所以，不管是什么水，只要是没被污染的干净水，就是好水；不管它卖2000元一瓶还是2元一瓶，里面的水的化学结构都是"一个氧原子加两个氢原子"，没什么区别。

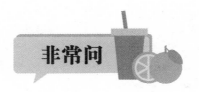

非常问

矿泉水烧开了喝，是好是坏？

水要烧开了喝，可以说是我们的一个重要经验，对于野外的水和国内多数自来水，我们需要把它们烧开来杀掉里面的细菌。但正常的矿泉水里面本来就不应该有致病菌，烧不烧开意义并不大。

如果你买的是那种很贵的号称"含丰富矿物质"的矿泉水，那烧开了反而导致其中部分矿物质沉淀，降低其价值。

水果，蔬菜，傻傻分不清楚

　　什么样的东西叫水果？什么样的东西叫蔬菜？也许你会觉得，这算什么问题，谁不知道啊，苹果、梨、香蕉这些是水果，白菜、青菜、卷心菜这些是蔬菜，这有什么好问的！

　　虽然我们几乎对每种植物性食物都进行了约定俗成的分类，它们要么属于水果，要么属于蔬菜，但有时这个分类很不清楚，很容易让人糊涂。

　　《现代汉语词典》（第6版）对水果的解释是："可以吃的含水分较多的植物果实的统称，如梨、桃、苹果等。"而对蔬菜的解释是："可以做菜吃的草本植物，如白菜、菜花、萝卜、黄瓜、洋葱、扁豆等。"按照这两个定义，黄瓜既可以是蔬菜，也可以是水果。那么，蔬菜和水果到底有什么不同呢？

西红柿是蔬菜还是水果？

这个问题让西红柿进了美国最高法院。

这起案件发生在1887年的美国，案件的主角是西红柿。起因是一个叫约翰罗·尼克斯的进口商人认为西红柿不是蔬菜，而是水果，他把海关税收员告上了法庭。因为在那个时候的美国，进口蔬菜要缴纳10%的巨额税收，而水果不用。如果西红柿不属于蔬菜而属于水果，那税收员问他要10%的税就是非法的，这样他就能省下10%的成本了。

不得不说，这个商人是个对植物学很了解的人。虽然我们平常都喜欢把西红柿归为蔬菜类，但它非常契合上述水果定义中的三要素：可以吃、含水分较多、植物果实。

但矛盾的是，大家普遍认为西红柿应该属于蔬菜类啊，我们在水果摊上是难以买到西红柿的。这起案件就在扯皮之中不断升级，最后甚至闹上了最高法院。这一扯皮，就扯了足足六年之久。

案件最后的判决倒不出人们所料，法官们一致判定西红柿属于蔬菜，原因很"神奇"：法官们认为西红柿虽然完美地符合字典里对水果的定义，但因为人们平时都是把它们作为主菜做熟了吃的，所以从大众观念和日常吃法的角度考虑，西红柿属于蔬菜。法官们一定没想到，多年以后，人们又培育出了

大米的兄弟叫小米

233

小型西红柿，叫"圣女果"，这个一般可是生吃的。

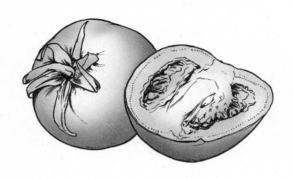

从这个案例里我们可以看出：水果的定义，在字典、词典里是一回事，在日常生活中是另一回事。实际生活中，水果不用做熟就可以吃，一般还是甜的，而蔬菜呢，一般要做熟了才能吃，基本不甜。所以对西红柿来说，我们把它做熟的时候，比如做西红柿炒蛋时，它就是蔬菜，而圣女果虽然也是西红柿，但它就是水果。

既然水果和蔬菜的定义如此模糊，有时甚至可以互相转换，那么平时我们可不可以吃水果来代替蔬菜呢？

水果、蔬菜不能互相替代

《中国居民膳食指南》中，水果的推荐每天摄入量是200-400克，蔬菜是300-500克。从中可以看出，水果和蔬菜都不是吃得越多越好，而蔬菜的推荐量是大于水果的。

大嚼科学 营养卷

那么，为什么水果和蔬菜的待遇不同呢？从营养成分上看，水果和蔬菜各有千秋，根据种类的不同，各自有不同的营养。

其中，深绿色的蔬菜因为富含钙、镁等微量元素，营养会更好一些，在蔬菜的推荐量里它们要占到一半以上。而水果因为一般不用煮熟，所以一些对热比较敏感的维生素，比如维生素C，就能够很容易保存下来，像猕猴桃、鲜枣这些水果就含有非常丰富的维生素C，很适合用来补充维生素C。所以，从营养的角度来比较，蔬菜可能稍好，水果也不错。

真正的差别在于我上面所说的：水果一般是甜的，而蔬菜一般不甜。水果为什么甜？因为含有果糖。以西瓜为例，一些比较甜的品种含糖量可以在8%以上；荔枝就更高了，荔枝虽然维生素C含量较高，但它的糖含量高达16.6%；而以自己的名字命名了葡萄糖的葡萄，糖含量也超过了10%；还有以前常被人们用来提取蔗糖的甘蔗，糖含量也高达16%。

含糖太多会有两个问题。第一个问题来自热量。要知道，可乐的糖含量才10.8%，一瓶500毫升的可乐约含有215大卡的热量，而同样重量的甘蔗，热量则有320大卡，远远超过可乐。十几颗稍大点的葡萄，就有半瓶可乐的热量。

第二个问题是：有些人认为水果是天然产物，水果里的糖没有普通糖的那些坏处，多吃无害。可惜的是，葡萄糖、普通糖、水果里的果糖都是一样的。饮料里的糖、甜点里的糖，

大米的兄弟叫小米

235

都是从果蔬里面提取的，并非无中生有。所以，水果里的糖吃多了是一样会产生危害的，比如，吃多了荔枝又不及时刷牙，就很容易被牙齿里的细菌抓住机会，导致口腔发炎等问题。不过，水果里还有其他很多对人体有益的成分，在适量食用的情况下，它们带来的益处足以抵消掉糖带来的坏处，所以在推荐量之下，我们无须担心水果里含糖过多这个问题。

综合来说，水果和蔬菜并不能混为一谈，水果不能代替蔬菜，蔬菜同样不能代替水果，两者都需要吃，只是相对而言，蔬菜可以吃得更多一些，而对水果要适当控制。

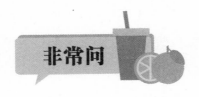

非常问

烂了一点的水果还能吃吗？

这要分两种情况处理：一种是对于那些因为碰撞而烂掉一部分的水果，只要切掉烂的部分就可以吃了；另一种是对于那些因为发霉而烂掉的水果，就算把烂的部分切掉也不能再吃，最好全部扔掉。

零食选择指南

这个世界上，不喜欢吃饭的人很多，但不喜欢吃零食的人就很少了。对于超市货架上那些花花绿绿的零食，大多数人，特别是小孩子，是没有什么抵抗力的。

有可以放开了吃的零食吗

爸爸妈妈一定会告诉你，零食吃多了不好，不能多吃。但零食这个东西，你一旦开始吃了，不把它吃完就觉得哪里不对，所以最终你会很快把它们吃光，至于"不能多吃"这个忠告，早不知道跑哪儿去了。每当这时，你会不会想：有没有什么零食是很健康的，可以让自己放开肚子随便吃呢？

但很显然，这种零食是不存在的。是不是很失望？

这却是理所当然的。没有一样食物你吃多少都没事，连水喝多了都有事。不过，相对而言，有些零食是可以多吃点

大米的兄弟叫小米

的，而有些零食只能少吃或者不吃。那么，哪些零食可多吃，哪些要少吃或不吃呢？

糕点、饼干类零食

　　这类零食本来是作为主食出现的，但很难吃。为了使其好吃，商家就在里面加了糖、油。按照加多少糖、油，饼干又可以分成很多类，比如，苏打饼干中的糖和油就比较少，脂肪含量一般低于10%，100克苏打饼干的热量一般在400大卡左右，而曲奇饼干的脂肪含量往往超过30%，100克的热量超过500大卡（这个热量已经接近一个未成年人一天所需热量的1/3了）。所以，你如果由于各种原因没法吃饭的话，可以吃一些苏打饼干之类的来充饥，当然，你如果恰好还是个瘦子的话，那也可以吃一些曲奇饼干。

　　如果说饼干还可以用来充饥的话，那以薯片为代表的膨化食品可以说是最应该避开的一类零食了，一般薯片的脂肪含量在30%-40%之间，而且营养成分很少。

不是带"果"字的就是健康的

　　我们再来看看果脯、蜜饯类零食。一般人认为薯片吃多了不好，但对于果脯、蜜饯类零食，人们的观点就会有分歧。

因为这类零食是用水果做的，而水果是有营养的好东西，所以不少人（尤其是不少女性）认为这类零食很健康、很有营养，他们很喜欢吃。

但制作这类零食，并不是把水果弄干燥就行。把水果弄干燥后直接制成的叫水果干。超市里的水果干不多，也就葡萄干之类的多一些，因为多数水果在干燥后并不那么可口。于是，人们又往这些干燥的水果里面加糖、油（比如香蕉片这样的水果脆片，一般是用油炸过的）、盐、甜味剂等各种调味品，这才制成了果脯、蜜饯类零食。

从这里可以看出，果脯、蜜饯类零食也都添加了不少糖、油，并没有人们想象中的那么健康，不过和薯片、曲奇饼干比起来，它们多了一些水果本身的营养成分，所以要好一些。

说些健康的零食

水果干呢？水果干不添加糖和油，是不是就是健康零食呢？单从营养成分上看，和新鲜水果相比，水果干大量流失的营养成分只有维生素C。以鲜枣为例，100克鲜枣中的维生素C在200毫克以上，所以，它几乎是水果里的维生素C之王。但当人类把它制成干燥的红枣之后，其维生素C含量暴降到100克里只有十几毫克的地步，超过90%的维生素C都流失了。干红枣如此，其他的水果干就更不堪了，常常只有一二毫克的维

239

生素C。不过，因为失去了水分，在质量相同的前提下，水果干中的其他矿物质等营养成分比水果中的这些成分多很多，比如100克桑葚干中的钙约为622毫克，而100克的桑葚中钙只有30毫克左右。但同样地，在质量相同的前提下，水果干中的糖类比水果中的糖类多很多，人吃多了也容易发胖。

在控制摄入量的情况下，水果干可以说是标准的健康零食了，和果脯、蜜饯类零食完全不是一回事。水果干里本来糖类含量就高，果脯、蜜饯类零食又额外加了一堆糖。

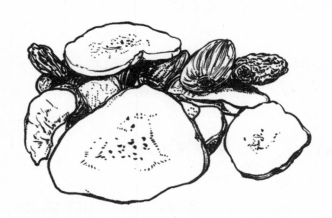

和水果干类似的零食还有鱼片和牛肉干，它们也能称得上是健康零食，但也有问题：鱼片太咸了，牛肉干脂肪含量较高。一包100克的鱼片含超过6克的盐，而世界卫生组织推荐的食盐摄入量一天才5克。牛肉干的盐含量也不低，不过远没这么恐怖，但出于口感考虑，牛肉干一般会额外加油，导致脂肪含量过高（通过直接风干做成的牛肉干，脂肪含量会低很多，但是会硬得咬不动，所以不常见）。

还有一类和水果干类似的健康零食，就是坚果类零食，比如花生、瓜子、巴旦木等。和水果干类似，不加糖、不加盐的纯坚果营养丰富，特别是它们还含有不少膳食纤维。但坚果热量很高，吃多了容易胖，而且，坚果饱腹感也很强，所以容易发生吃多了坚果而肚子太饱导致吃不下饭被妈妈训斥这样的事情。另外，如果在坚果里面加入别的东西，比如加入奶油，那么其营养价值就会下降一个档次。

最后，做个总结：你如果比较瘦，那可以选择水果干、坚果、牛肉干之类的零食；你如果对自己的体重有忧虑，那最好还是对零食敬而远之，可以买点新鲜水果、牛奶之类的替代它们。

最后的最后，这篇《零食选择指南》其实可以用六个字来概括："最好别吃零食！"

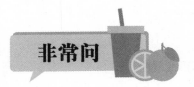

非常问

有没有什么食物，让人怎么吃都
吃不胖，甚至越吃越瘦？

一些蔬菜类食物，比如芹菜，能够较快让人产生"吃饱的感觉"从而吃不下别的东西，所以如果只吃芹菜的话，真可能越吃越瘦。不过代价是：只吃芹菜的人可能会因为低血糖直接昏迷。

所以，既能维持健康又让人怎么吃都吃不胖的食物，还真不存在。

肯德基点餐攻略

在中国，人们往往把"垃圾食品"这个概念与主打汉堡包、炸鸡、薯条的肯德基、麦当劳这些洋快餐品牌联系在一起。相信大多数家长都会告诉子女：洋快餐都是垃圾食品，不能吃。如果你问他们为什么，他们会说出一堆原因：导致发胖、致癌、降低智商……有些原因令人不寒而栗，不过其中大多数都是错的。

上述原因中，至少有一点是对的：洋快餐含很多糖和脂肪，人吃了容易发胖。而且，洋快餐中蔬菜很少，人经常吃容易导致维生素、矿物质、膳食纤维等摄入不足，在胖的同时营养不良。

不过，"垃圾食品"不应是洋快餐的"专利"，很多中式餐馆做得也不怎么样，也有很多"垃圾食品"！每次别人请我在酒店吃饭的时候，我看着手撕包菜上正往下滴的洗都洗不掉的油，就想说这句话。

大米的兄弟叫小米

另外，很多人明明知道某些食物是所谓的"垃圾食品"，比如油条、红烧肉之类的，但他们还是要去点。苏敬轼（肯德基所属的百胜餐饮集团原中国区总裁）也知道自己的产品有什么问题，一直企图做出改变，但是奈何顾客就是喜欢吃"垃圾食品"，不愿意为健康食品买单。

"没有垃圾食品，只有垃圾食谱！"这句话针对洋快餐与中餐都是成立的。那么，我们如何才能在肯德基里点出一份"不那么垃圾"的午餐呢？虽然因为肯德基里蔬菜品种过少，我们很难点出一份很符合营养标准的午餐，但要使我们的午餐跟在中餐馆里吃的普通午餐有差不多的营养价值，还是做得到的。

低脂、低糖、多纤维

既然洋快餐的问题在于糖和脂肪超标，那么我们在点餐的时候自然就要尽量避开那种热量很高同时又营养组成单一的食物。

所以，我给出的第一条建议就是：绝对不能点薯条。

如果一定要从营养学上给洋快餐中的各个食品排名的话，那薯条一定是最差的一个。土豆本来还算一个相对健康的食品，但是被做成薯条吸收了大量脂肪以后，就不再适合一般的现代人食用了，毕竟现在很少有人缺脂肪。肯德基的一包中份薯条（115克）足足有328大卡热量，一个正常的成年男子一天一般只会消耗掉1800大卡左右的热量，所以，他一天只要吃6份这样的薯条而不吃其他任何东西都会发胖。

油条也一样，油条是用一小块面粉吸收大量的油脂后做成的，不管是面粉还是油脂，都是营养组成很单一同时热量很高的食物，非常不适合现代人。

第二条建议：点一份玉米沙拉或者玉米棒。

蔬菜摄入不足是中国人的大问题，而洋快餐里又缺乏蔬菜。很多人认为，去肯德基就是吃鸡的，而不是去吃蔬菜的，所以哪怕出了蔬菜新品也没人点。因此，现在多数的肯德基店里的纯蔬菜制品是非常少的。

我们能在肯德基里吃到的真正的蔬菜大概只有汉堡包和鸡肉卷里那几片生菜了，不过有些肯德基店里还有蔬菜卷和蔬菜沙拉，这两个倒是可以点一下。其实，这个问题在中式面馆里一样严重，"一大碗面配上几片青菜"就是面的最基础配置了。

蔬菜这样少，怎么办？点一份玉米沙拉或玉米棒吧！玉米是粗粮的一种，不是蔬菜，不过它含有丰富的膳食纤维，可以防止便秘，同时玉米给人的饱腹感比较强，能让你少吃几个鸡翅。

第三条建议：饮料的话，最好点牛奶，实在喝不惯可以点杯果汁。不要点百事可乐、七喜、美年达之类的饮料。

对于不点可乐之类的饮料的原因，我们在前文已经说过了。

而果汁之所以排到牛奶的后面，一是因为无法确定哪些果汁是果汁味的饮料还是真的鲜榨果汁，二是因为哪怕是鲜榨果汁，由于浓缩了果糖的缘故，也很容易让人糖超标。

另外，基于保护牙齿的考虑，喝可乐、柠檬水之类的酸性饮料的时候，最好用吸管来喝。

第四条建议：不要点炸鸡翅，比如香辣鸡翅之类的，可以点烤鸡翅。

炸鸡翅和烤鸡翅看上去体积差不多，吃起来口感差别也不是很大，但是所含热量就一个天上一个地下了。关于这一点，咱们在前文中有详细讲解。我在此想提醒的是：虽然烤鸡翅热量要更低一些，但是你也不要吃太多，一顿最多两只吧。

第五条建议：主食可以点鸡肉卷或者蔬菜卷之类的，它们里面的新鲜蔬菜会比汉堡包里的稍微多一些，尽管依旧无法达到推荐的摄入量。如果点汉堡包的话，那么基于第四条建议，最好点烤鸡腿汉堡包。

综上所述，肯德基里最健康的菜单就是：牛奶+蔬菜卷+玉米棒+烤翅。

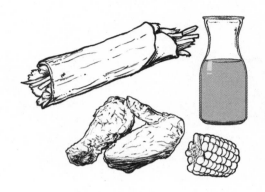

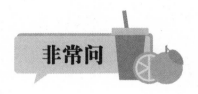

非常问

蔬菜沙拉真的非常健康吗？

　　肯德基推出的一种使用绿色沙拉的蔬菜沙拉，得到了很多人的好评，他们认为这是一种健康的菜品，几乎没什么调味料。但其实蔬菜沙拉还不是足够健康。

　　问题就出在沙拉酱上。不管沙拉酱是什么颜色，为了达到好吃的目的，其脂肪含量都很高。所以，肯德基的绿色蔬菜沙拉并不一定比家里用油炒的蔬菜健康，但是它与汉堡包之类的相比，肯定健康很多。

图书在版编目（CIP）数据

　　大米的兄弟叫小米 / 钟欢著. —济南：明天出版社，
2016.12
　　（大嚼科学．营养卷）
　　ISBN 978-7-5332-9044-3

　　Ⅰ．①大…　Ⅱ．①钟…　Ⅲ．营养学—少儿读物
Ⅳ．① R151-49

　　中国版本图书馆 CIP 数据核字（2016）第 277863 号

大嚼科学　营养卷（大米的兄弟叫小米）

著者/钟　欢

出 版 人/傅大伟
出版发行/山东出版传媒股份有限公司
　　　　　　明天出版社
地　　址/山东省济南市胜利大街39号

http：//www.sdpress.com.cn　　http：//www.tomorrowpub.com

经销/新华书店　　**印刷**/山东鸿君杰文化发展有限公司
版次/2016年12月第1版　　**印次**/2016年12月第1次印刷
规格/150毫米×210毫米　　32开　　8印张　　133千字
印数/1—15000
ISBN 978-7-5332-9044-3　　　　**定价**/20.00元

如有印装质量问题，请与出版社联系调换。　　电话：(0531) 82098710